歯科医院経営
実践マニュアル

受付の対応が変われば自費率は倍増する

(社)国際医療経営学会
代表理事　吉野真由美　著

クインテッセンス出版株式会社　2011

Tokyo, Berlin,Chicago, London, Paris, Barcelona, Istanbul, Milano, São Paulo, Moscow, Prague, Warsaw, New Delhi, Beijing and Bukarest

はじめに

私は、営業の現場で20年間、結果を出し続けてきました。

その中で大変勉強になったのは、自分が採用したスタッフを育てて、大きな成果を出したときでした。

採用にあたっては、いろいろなバックグランドを持って、人が入ってきます。それまでの職種、それまでの育った環境、それまでの考え方など、各人各様で、いろいろなタイプの人たちが入ってきます。

それだけに、人を育てることは、とおりいっぺんのやり方では通用せず、並大抵の苦労ではありませんでした。

人を育てる経験の中で私は、どんな人が入ってきても、このマナー、そしてこのコミュニケーション技法を教えれば、誰でも必ず上質なコミュニケーションができるというノウハウを確立いたしました。

それにもとづいて、院長先生のコミュニケーション技法、スタッフのマナーなどのノウハウを、歯科界を中心とした医療の世界に研修といった形でお届けして、業績アップのお手伝いをさせていただいております。

歯科医療がチームプレイであるように、歯科医院経営もチームプレイです。

いくら院長先生が
「これからは自費率をアップさせる」

と意気込み、ご自身の歯科技術を高め、医院をリニューアルしたり、高度の医療機器を購入しても、受付をはじめとするスタッフのレベルが低いままでは、患者様からの信頼を得られず、自費率アップは望めません。

とりわけ、患者様と最初に接する受付スタッフのレベルが、自費診療に相応しくなかったら、いくら院長先生が頑張っても、実績に結びつかないどころか、足を引っ張る結果となってしまいます。


受付にとって、もっとも肝心なことは「気働き」です。ベストなマナーを身につけ、正しい話し方に留意し、患者様に対するこまめな気働きができれば、自ずと自費率アップに貢献すること間違いありません。

本書は、私が営業の中で、成功したり、失敗したりした実体験から得た「成功法則」をまとめたものです。受付スタッフだけでなく、院長先生、他のスタッフにとっても役立つ内容ばかりです。

院長先生を中心に、この本でミーティングをしながら、全スタッフで勉強することをおすすめします。その先には、レベルの高い、患者様の信頼が厚い、そして自費率の高い歯科医院へと変貌を遂げる姿がありありと浮かび上がることでしょう。

平成23年4月15日

吉野真由美

第1章　受付スタッフに笑顔が必要なわけ……11

第4章　患者様に自費診療を選択させる実践ノウハウ

イラスト：伊藤　典

第1章

受付スタッフに笑顔が必要なわけ

1 先生の技術の価値を高めるのは受付次第！

今や、歯科の世界で自費率アップは大変重要なテーマです。でも、そのキーが受付の対応にあると知ったら、これは放ってはおけませんね。

歯科医院での受付の対応をちょっと変えることによって、それまで本当に意識が低かった患者様の意識がみるみる高くなっていくのです。そうしますと、勤務医の先生やスタッフもハツラツと仕事をするようになります。そして、患者様も自費の治療を気持ちよく申し込んでくれる、そんな日が訪れるとしたらどうでしょうか。

実際、受付の方は本当に大切な存在であることを、院長先生は再認識すべきです。

たとえば、一般の企業では二つのことを、いつも気にして仕事をしています。

企業で気にしている二つのこととは何かといいますと、一つは「商品の質」であり、もう一つはお客様に対するその商品の「提示の仕方」です。

素晴らしい商品をつくろうと思って、企業は仕事をしています。

工場でよい商品をつくるということを、企業はいつも意識しています。

しかし、その企業がつくった素晴らしい商品を、ボロボロのパッケージでお客様に提示するでしょうか。

そんなことはしません。

その商品の価値に見合った素敵なパッケージ、素敵な包装、素敵なラッピングでお客様にお届けするのではないでしょうか。

その商品の質に見合ったパッケージを考える、つまり商品の質に見合った見せ方を考える、これが企業です。

それを歯科医院に置き換えると、院長先生の素晴らしい技術を、それに見合ったマナーやプレゼンで、患者様に伝えるのが受付の役割です。

先生の持つ素晴らしい技術を、より素晴らしく見せるパッケージ役を果たすのが、受付スタッフなのですから、正しいマナーであり、言葉づかいがよく、しかもキビキビした立ち居振る舞いは当然ながら求められます。

受付スタッフが、無愛想で、だらしない話し方・外見をしていたのでは、患者様は先生の素晴らしい技術を、けっして素晴らしいものとは思いません。

まずは、このことを、しっかり肝に銘じてください。

2 素晴らしい技術の持ち主であることをどう伝えるか？

企業が「商品の質」にたえず留意しているのと同じように、歯科医院ではいつも「技術」を気にしていると思います。

先生方は、素晴らしい技術を身につけるべく、いろいろな研修会・セミナー・スタディグループに参加し、そして素晴らしい技術で、患者様の人生を幸せの方向に導きたいと考えているはずです。

でも、その身につけた技術の見せ方については、ほとんどの先生がこだわっていないのではないでしょうか。

その技術をどう見せるかが、歯科医院にとってちょうど看板のような存在である受付スタッフの立ち振る舞い、そして言葉づかいなのです。

患者様は、先生に出会い、その技術を体験する前に、受付スタッフの対応などから、歯科医院をイメージし、技術の質を判断してしまいます。

受付スタッフの「コミュニケーション技術イコール商品のパッケージ」と考えてみてく

受付スタッフの

コミュニケーション技術

＝

商品のパッケージ

★患者様に最初に接する人が，
受付スタッフだから……

ださい。

なぜなら、来院された患者様が、最初に接する人が受付スタッフだからです。患者様が歯科医院に電話をかけたときに受付の人が出る、また来院されたときに最初に顔を合わせるのも受付スタッフです。

受付スタッフの対応の質は、歯科医院の技術の質を表している、といっても過言ではないのです。

少なくとも患者様は、受付スタッフの対応を、そんなふうに感じておられます。

歯科医院の受付の質を上げることによって、歯科医院のイメージアップ、そして患者様の歯科感覚のアップ、患者様のデンタルＩＱのアップなど、患者様に良い影響を与えていくことが大事なのです。

3「技術がすべて」は大きな間違い

では、歯科医院の受付スタッフは、患者様にどのような対応をすればよいのかを、具体的に説明していきましょう。

まず、受付スタッフの間違った考え方・患者様対応について、チェックしていくことにしましょう。

私が、歯科医院のコンサルティングをするようになって数年が経つのですが、一番の間違った考えとは、次の点です。

歯科は「技術がすべて」

技術さえ良ければ、勝手に患者様が集まってくる、そして技術が良ければ患者様が通い続けてくれる、また技術さえ良ければ口コミが広がって患者様が増える……この考え方は大きな間違いです。

技術は、良いに越したことはないのですが、残念ながら外から見ても患者様にはわかり

間違った考え方！

「歯科は技術がすべて」

ません。

外から見てわからないとなると、患者様はどうすると思いますか。

何かを見て、技術がどれくらいかを判断せざるを得ない、ということなのです。

食べてみないと料理の味がわからないように、先生の持つ技術というものは、その治療を受けてみないとわからないのです。

となると、何かを見てその技術を想像する――患者様はこういう状態にあるわけです。

何を見て想像するのでしょうか？

それが受付スタッフのコミュニケーションです。受付スタッフとのコミュニケーションから、先生の技術を想像するのです。

ですから、先生がせっかく素晴らしい技術をお持ちだったら、その技術と同じレベルの受付対応力、受付コミュニケーション力が必要になってくるのです。

4 どんなに美味しくても、こんな飲食店に入りますか?

飲食店に行ったときの話です。
もしその飲食店の店主が、こう思っていたとします。

「食べ物屋は、味がすべてだ」
「接客応対なんて関係ないよ」
「無愛想でもかまわない」
「衛生的とかそういったこともちょっとおいといて、どんな状態であったとしても、美味しいものを出せばいいんだろ」

店主がこのように考えていて、そして暗くてぱっとしない店内、さらに店に足を踏み入れたときに「いらっしゃいませ」という声がかからない、店員さんが目を合わせない、目を合わせないで「どうぞこちらへ」と案内する、そして「注文はなんですか」というふうに無愛想に聞く……。

そういった状態で、本当に美味しいものが出てきたとしても、みなさんはそれを美味しいと感じることができるでしょうか？

美味しいと感じる人はいないはずです。

味もムードとか接客を伴って、美味しいと感じます。ですから、ムードや接客が悪ければ、たとえ美味しいものが出てきたとしても、それを美味しいというふうに感じることができません。

それは、ムードや接客からそのお店の味を想像するからです。

歯科医院も同じです。

歯科医院の受付、そしてスタッフが、患者様にどのような対応をするか、どのようなコミュニケーションをするか、その上質化が求められているのです。

接客やコミュニケーションの勉強をしないで、受付スタッフが患者様に接した場合、どんなことが起こるでしょうか。

次に、その対応の悪い事例をご紹介しましょう。

5 ≪事例≫ある医院の最悪な受付対応

これは、私の知人が体験したことですが、悪い事例としてあげさせていただきます。

私の知人は子宮筋腫という病気になり、婦人科に通っていました。その婦人科の先生は、素晴らしい技術があるということで、有名な先生だということでした。

その先生に診てもらうために、私の知人は伝を頼って紹介してもらい、やっとその先生に巡り合えたのです。そして、その素晴らしい技術の持ち主である先生の施術で、手術は無事完了したということでした。

しかしです。

その子宮筋腫の手術から2週間ほど経ったときに、患部から出血をしたそうです。

出血というのは、患者様を驚かせるには十分ですよね。

出血した、しかも夜に出血した、これはなにかあったに違いないと心配になり、私の知人は朝イチで、その素晴らしい技術の先生の婦人科を訪れたのです。

朝イチで行ったところ、もうすでに何人かの患者様が並んでいました。もちろんその婦人科は、予約制になっていました。しかし、私の知人は、夜中に出血したわけで、予約などせずに朝イチに婦人科に行ったのです。


この時の受付の人の対応に、私は問題を感じたのです。

どんな対応だったか、知人から事細かに聞きました。


私の知人は「あの～、すいません」といって、受付に行きました。

そうすると、受付の人は顔も上げずに、座ったまま、こういったそうです。

「どういったご用件でしょうか」

「あの～、この前、手術してもらった○○なんですが、昨日の夜、突然出血したんで、今日診てもらいたくてきました」

そのあと、受付の人は顔をあげることなく、なんといったと思います。

「予約はしてありますか」

顔をあげることなく、ひと言「予約はしてありますか」と聞いたというのです。

私の知人は、夜中に出血したものですから、慌てています。当然、電話かけるヒマも惜しんできたわけです。

「すいません、夜中に出血して、急いできたので予約はしていません」

そうすると受付の人は、相変わらず顔をあげることなく、

「うちは申し訳ないんですけど、予約制になっています。相当お待たせするかもしれませんよ。大丈夫ですか」

といったのです。

私の知人は「あの～出血なんで、できるだけ早く診ていただきたいんですけど。待ちますので、なんとか早めに回してください」というしかありませんでした。

受付の人は、それに対しても、こういったそうです。

「ああそうですか、すいません。今日はだいぶ予約が入っていますので、かなり待たせることになると思うんですけど、それでもよかったらお待ちください」

私の知人は9時半にその婦人科に行きました。しかし、診てもらえたのは、実際には午後1時を過ぎていたということです。

6 受付はいたわりの心があって当たり前

前項の婦人科を、皆さんはどう思いますか？

受付の人は、どのような対応をすべきだったと思いますか？

受付は人が入ってきたときに、自分がそのとき立て込んでいたとしても、座ったままお迎えするのではなく、すっと立ってお迎えする――これがビジネスマナーの基本です。

まず、すっと立つ。そして、次にすべきことはなんでしょうか。

次にすべきことはあいさつですが、その前にすべきことがあります。

それは目を合わせるということです。

患者様の目を見て、そして「おはようございます……」とか「こんにちは……」などと、こちらからお声をかけるべきです。それが受付の基本的マナーです。

その次に、何をすべきでしょうか？

たいへん流行っている医院さんでは難しいかもしれませんが、患者様の顔をできるだけ覚えていて「○○さま、その後お変わりございませんか」などと、名前を呼んで、お声がけするのが当然でしょう。

ましてや、手術をしたということであれば、やはり医院の誰もが気にかけていることを伝えるべきです。

「先日の手術からもう2週間経ちましたね。その後お変わりございませんか。大丈夫ですか」などといって、患者様の状態に対するいたわりや配慮の言葉がほしいですよね。

「お変わりございませんか」

「今日はどうされましたか」

医院にわざわざくるのですから、何かあったに違いないんです。暇つぶしにくる人はいません。

「今日はどうされましたか」という言葉を、目を合わせて受付の人のほうからいうべきです。そして、症状をうかがったときに、「ああ、そうですか、出血があったんですね」と応えるだけではなく、症状を確認するだけでなくて、ひと言その状態に対する心のこもったいたわりの言葉を添えるべきです。

「大丈夫ですか」

「それはおつらいですよね」

このような言葉があるのが、人間として普通なのではないでしょうか。

医療の世界だから、忙しいから、技術がすべてだから、そういった言葉は必要ないと過

あいさつは目をあわせて、笑顔を添えて！

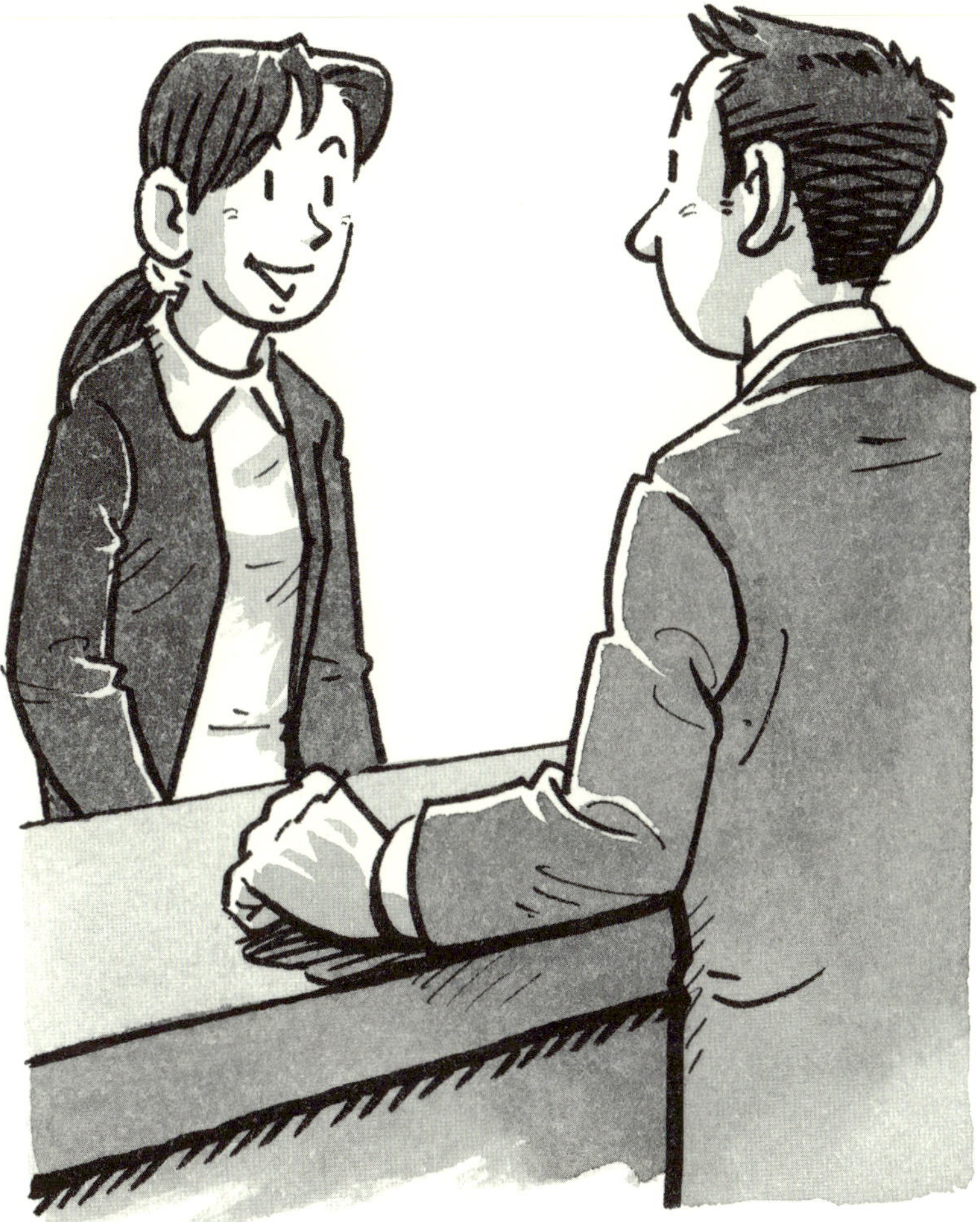

去には考えられていたかもしれません。

しかし患者様は、その先生の技術を、受付の人やスタッフの対応やコミュニケーションから推測する立場なのです。

ですから、先生の技術が素晴らしいのでしたら、それに見合った、行き届いたコミュニケーションが必要だと思います。

もちろん「大丈夫ですか」といったところで、なにかが変わるわけではありません。「おつらいですよね」といったところで、その患者様の痛みも止まらなければ出血も止まらないでしょう。

ですが、そういった配慮を示すことが、本当に大切だと思います。

そして、そんな状態だから、緊急で来院されたのであれば、予約をしていないということは当然なのではないでしょうか。

「ご予約は、まだですよね」とおうかがいすればいいのです。

「ご予約はされていますか」という紋切り型のひと言が出てくるということは、本当に患者様の立場に立っていない、というように感じます。

7 悪い事例に対する歯科医院の受付スタッフの声

以前に、悪い事例として、この婦人科医院の話を歯科医院のスタッフに向けてしたことがあります。

「みなさんどのように感じますか」

と聞いたところ、私と同じように、やはり憤りを感じるという答えが、多くのスタッフから返ってきました。

そこで、「どこをどう改善したらいいのか」ということを、スタッフの方々に話し合ってもらいました。

そして、歯科医院の受付スタッフから、次のお声をいただきました。

「私たち受付は、常に予約が入っているのか、入っていないのかということを、すごく気にする存在です。なぜなら予約によって、医院が動いているからです。

また、予約の状態を変更するような事態があった場合、現場の先生やスタッフに負担がかかりますから、どうしても予約の有無を確認したくなります。

しかし〝予約はしてありますか〟とうかがう前に、やはり患者様の状態に配慮を示すべきです。この〝予約はしてありますか〟という言葉を、なんの配慮もなく、突然いいだすということは、非常に良くないことだと感じました」

このように冷静に考えれば、そうしたことがわかるのですから、受付のスタッフの皆さんは自分のコミュニケーション力によって先生の技術が推測される、そういった存在なんだということを知っておいてください。

受付スタッフは、この問題を他院の問題としてではなく、ここから何を感じ、どうすべきなのかを、よく考えてください。

先生の持っている素晴らしい技術を、まだ知らない患者様にイメージさせるのは、受付スタッフのいたわりの言葉であり、きちんとしたマナーです。

受付力を高めることによって、ますます歯科医院がよくなり、医院経営が上質化し、そして自費率アップもしていきます。

その上、医院が地域の患者様に貢献できる立場になっていくことができれば、医院も、そこで働くスタッフもますますやりがいが湧いてきます。

8 なぜ笑顔でいなければならないのですか？

「なぜ笑顔でいなければならないのですか？」という疑問に答える前に、ある歯科医院の例をお話しましょう。

院長に、スタッフからこんな質問が出たそうです。

先生方は、今あなたのスタッフは、こんな考えでいるということを知っておいてください。私も驚いたのですが、これは歯科医院のスタッフから、実際に出た質問なのです。それも、院長先生に対してこういった質問が出たのです。

皆さん、この質問に答えることができますか。

「なぜ、私たちは、笑顔でいなければならないのですか？」

「嫌な患者さんでもニコニコしなければいけないのですか？」

「愛想よくしなければならないのですか？」

歯科医院のスタッフから、現実にこのような質問が出ているのです。

「きちんとやることをやっていれば、必要な治療をしていれば、別に笑顔でなくてもいいんじゃないですか？」
そして、その院長先生は、この疑問に答えられなかったそうです。

そこで、私に質問がきました。

「吉野さん、どうして受付やスタッフは笑顔でなければいけないのですか？　笑顔のほうが良いということは、僕も頭ではわかるけど、その理由をスタッフに説明することができないんです。そして、その理由が理解できなければ、スタッフは行動ができないんだということがわかりました。ちなみに、うちの歯科医院では、受付も、歯科衛生士も、誰も笑顔ではありません」

院長先生はこうおっしゃるのです。

そこで私は、なぜ笑顔でなければいけないのか、なぜ愛想よくしなければいけないのか、その理由を院長にお伝えしました。

理由はこういうことです。

「笑顔は安心感を与えるから」

ある歯科医院のスタッフから出た質問

「なぜ，私たちは
笑顔でなければならないのですか？
愛想よくしなければならないのですか？
きちんとやることをやっていれば，
別に笑顔でなくてもいいんじゃないですか？」

≪答え≫
「笑顔は安心感を与えるから」
「スタッフが笑顔でなければ，無愛想にしていれば，患者様に不必要な不安を与えることになるから」

これが答えのすべてなのです。

スタッフの笑顔によって、患者様は安心感を得ているのです。

スタッフが笑顔でなければ、そして愛想がなく無愛想だとどうなるでしょうか。

笑顔ではなく無愛想な応対をすると、患者様に不必要な不安を与えることになってしまいます。

このことは、けっして他人事ではありません。人は、理由がわからなければ、行動できません。言動も変えられないのです。

ですから、スタッフや受付に何かを指示する、何かこんなふうにしてください、というふうにアドバイスするときは、必ず「なぜならば○○だからです」という理由をもって伝えなければいけないということです。

歯科医院の誰もが、患者様に安心感を持って通っていただきたい、ムダな不安感をあおりたくないはずです。

そのためには、スタッフの笑顔が必要不可欠ということです。

9 笑顔が安心をつくる

もうひとつ例をあげましょう。1986年にあった日航機の事故の際の客室乗務員の話です。

最終的には日本航空の飛行機は墜落したわけですが、たいへん驚いたことに、墜落する直前まで客室乗務員の方々は全員笑顔だったそうです。

「大丈夫です。皆さまご安心ください。大丈夫です」といって、最後の最後まで日本航空の客室乗務員の方々は笑顔だったそうです。なぜならば、笑顔は人に安心感を与えるからです。

客室乗務員は、私たちに今できるベストな行動は何かを、常に考えるように訓練されているのです。私たちにできるベストな行動、落ちる飛行機を止めることはできない。しかしムダな不安感をあおるよりも、少しでも安心した状態でいてほしいという思いから、笑顔をつくったのでしょう。

笑顔は安心感をつくる――ですから、愛想がよくなければいけないし、スタッフや受付は笑顔でなければいけないということです。

第2章

なぜ受付力強化が自費率アップに重要なのか

1 「一事が万事」を忘れずに

受付力強化が自費率アップに必要な理由は二つあります。この点を、心理学などにもとづいてお伝えしていくことにします。

ひとつめの理由が**「一事が万事」**ということです。

大事な言葉ですので、覚えておいてください

私はいつもこの言葉を意識していますが、患者様も同じです。

「一事が万事」とは、どういう意味かおわかりでしょうか。

「一事が万事」とは、一つのことを見れば他のすべてのことが推察できる、つまり小さな出来事一つひとつが、大きな全体を象徴している、ということなのです。

たとえば、受付の電話が鳴ったときに、基本的には3回以内に出るということが当然なのですが、3回、4回、5回くらい鳴らしたあげくに、バタバタとあわてた対応で「○○歯科医院です」といって出たら、どうなるでしょうか。

患者様は、なんだか落ち着きがない、そしてスタッフが必要以上に慌ただしい、つまり十分なスタッフが配置されていない現場なのかな、という印象を持ってしまいます。十分

なスタッフが配置されていない、慌ただしい医療の現場を想像してみてください。

「怖い」ですよね。

なにか医療ミスを起こすのではないかな、というような印象を与えてしまいます。

怖いような歯科医院では、なんだか治療も不十分・不行届きだろうな、と感じてしまうかもしれません。

「一事が万事」とは、こんな小さな出来事が、患者様に不十分な医療というイメージを与えてしまうということです。

また、患者様が入っていらっしゃったとき、受付の人が無愛想で不機嫌そうな顔で患者様を迎えたとします。もともと無愛想でも不機嫌でもないのですが、たまたま真顔でいたときに、口角が下がり、不機嫌そうに見えただけなのかもしれませんが、患者様はそれを見てどう思うかということです。

「あ、なんか機嫌悪そう」

「この歯科医院、チームワーク悪いのかしら」

「人間関係悪いのかしら」

こんなふうに思ってしまうのです。

チームワークが悪い、人間関係が悪いとどうなりますか。情報伝達の不足からミスが生じるかもしれません。患者様は小さな一つの出来事を見て、いろいろなイメージをふくらませるのです。

また、こんなことも起こります。

待合室には、雑誌・本・パンフレットなど、いろいろ紙ベースのものが並んでいるかと思います。ぱっと見たときに、その紙類が散らかっていたらどうでしょうか。

患者さんは、雑然としている歯科医院、かまわず治療をする歯科医院だというふうに思うでしょう。

どうですか。雑然としているのに、かまわず治療をする歯科医院に、審美的な治療を依頼したいと思いますか。

雑然としていてもかまわない、細かいことは気にしない、美的かどうかということにはとくに意識を働かせたことがない、そんな歯科医院に、たとえば矯正とか審美的な治療を頼もうとは思わないのが普通です。

美しいものに対するこだわり、小さいことに対する配慮、そして自分がどう見られているかということを常に意識している、そういった歯科医院に、やはり審美的なもの、人が人にどのように見られているか、人にどのように評価されるかということを左右する、審美的なものを任せたいと思うのでないでしょうか。

なぜ受付力強化が
自費率アップに重要なのか？≪その１≫

それは患者様がこう思っているからです！

「一事が万事」

≪その意味は……≫

・小さな出来事が，大きな全体を象徴している

雑誌が散らかっているかどうかで、自費契約ができるか、できないかが決まってくるとしたらどうですか。余計なお金をかけたり、余計な手間をかけたりしなくても、院内には改善できることがいっぱいあるはずです。

小さなことを改善することによって、歯科医院全体のイメージアップにもなります。先生の技術に対する信頼も高まり、そしてスタッフにも好感を持ち、この歯科医院に通い続けたい、というふうに思っていただくことができるのです。

「一事が万事」

これを紙に書いて、ぜひスタッフルームに貼っておいてください。

2 「連合の原理」が働くとどうなるか？

受付力強化が自費率アップに必要な二つめの理由とは、心理学でいう**「連合の原理」**が働くからです。

これはどういうことかといいますと、人間が古代から持っている非常に不思議な心理で、何かと何かのイメージを連合させてしまうということです。

実際あった話といっても、古代ペルシャの話ですが、いかに「連合の原理」が怖いかがわかっていただけるかと思うので、ご紹介しましょう。

古代ペルシャの時代の話です。いろいろな国が争いをしていました。みんな自分の国が勝ったのか、自分の国が負けたのかということを知りたがっていました。

古代ペルシャの時代ですから、もちろん電話もなければメールもありません。ましてや実況中継などありません。

勝敗を伝達する手法は、使いの者が戦場に行って、勝ったか負けたかを自分の目で見て、走って帰ってきて伝えるしかなかったのです。

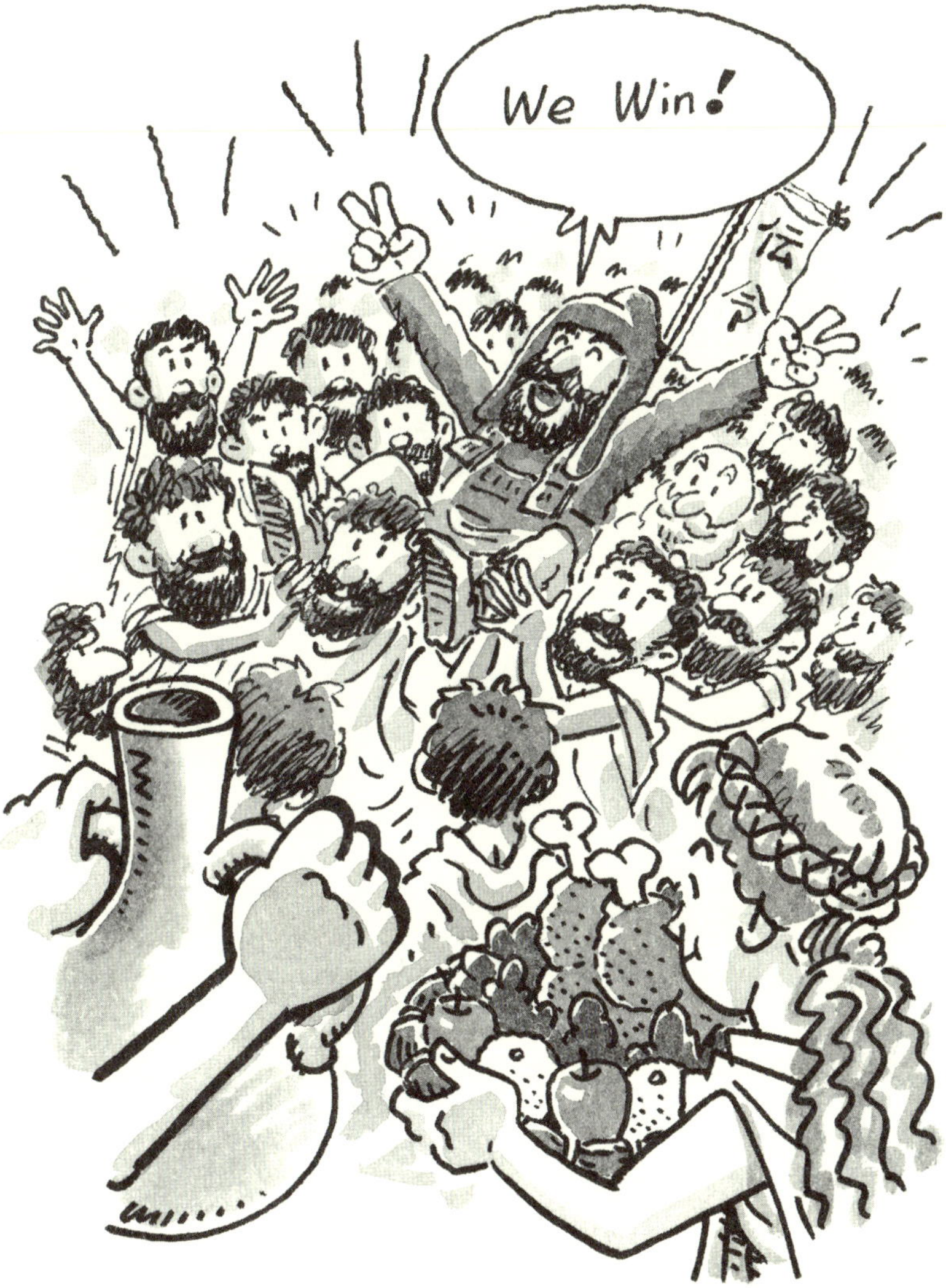
We Win!
伝令

その時、何があったかといいますと、「わが国が勝ちました」という報告をした使者は、その場でもてなされて、大盤振る舞いを受けたそうです。

ところが、「わが国は負けました」という報告をした使者は、その場で、ばっさりと打ち首になったというのです。

戦争に負けたのは、その使者の責任ではないのです。ただ持ち帰った報告が、勝ったか負けたかで、使者はもてなされるか、殺されるかに分かれたのです。

なぜこんなことが起こったかといいますと、「わが国が勝ちました」と報告した使者は、戦争に勝ったという報告の持つ良いイメージが、その使者に連合して良い使者だということになってもてなされた、とこういうことなんです。

それに対して、「戦争に負けました」という報告をした使者は、戦争に負けたという悪い報告のもつイメージが、使者そのものに連合して、その使者は悪いやつだということになって、打ち首になったということです。

怖いですね。何かと何かのイメージが連合するとはこういうことなのです。

3 「連合の原理」が働くと技術の良さが倍加する

もうひとつ、身近な例をあげてみましょう。

二つの広告があったとします。これはクルマの広告、新車の広告です。

Aというクルマの広告は、クルマだけの写真が載っている広告です。それに対して、Bというクルマの広告は、クルマの周りを数人の美女が取り囲んでいるものです。

さあAの広告、Bの広告、どちらの広告がよりたくさんクルマが売れると思いますか。

答えは明確なのです。

単純にBの広告だというデータがあります。どうしてこのようなことが起こるのか、ここに「連合の原理」をひも解くカギがあります。

クルマの周りに美女をはべらせておくと、その素敵な美女の持つイメージが良い方向に働くのです。

「好ましい」「スタイルがいい」「かっこいい」「手に入れたい」というイメージが、そのクルマにも連合し、クルマそのものも「好ましいし」「スタイルがいい」「かっこいい」「手に入れたい」、その上、速そうにも見えるそうです。

つまり、美女たちのイメージがクルマのイメージと連合させてしまうのです。ですから、商品のＣＭなどには、好感度の高いタレントが起用されるのです。


歯科医院でも同じです。自分の周りにどんなものを配列するかということが、ものすごく重要だということになります。

もし先生の技術がこのクルマだったとしたら、受付やスタッフはこのクルマの周りを囲んでいる美しいタレントや美女たちということになります。

美しいタレントや美女たちを置いたら、クルマも「手に入れたい」「かっこいい」「スタイリッシュだ」「速そう」となって、ほしくなってしまいます。

それが、先生の周りに、もし無愛想で、患者様と目もあわせない、自分から挨拶をしない、そして心のこもらない、配慮の足りない女性スタッフや勤務医の先生を置いたらどうなるでしょうか。

その人たちの持つ配慮の足りなさ、行き届かなさ、そして心のこもらない、目を合わせない、患者様目線でないというイメージが、先生そのもの、もしくは先生の技術に連合してしまいます。

その結果、患者様はそんな行き届かない歯科医院なんて、技術もたいしたことがないだ

なぜ受付能力が自費率アップに重要なのか？≪その2≫

それは「連合の原理」が働くから

≪連合の原理とは……≫
・あるものとあるもののイメージが連合して，よりイメージが強まること
（例：新車と美しいタレント，オリンピック認定商品など）

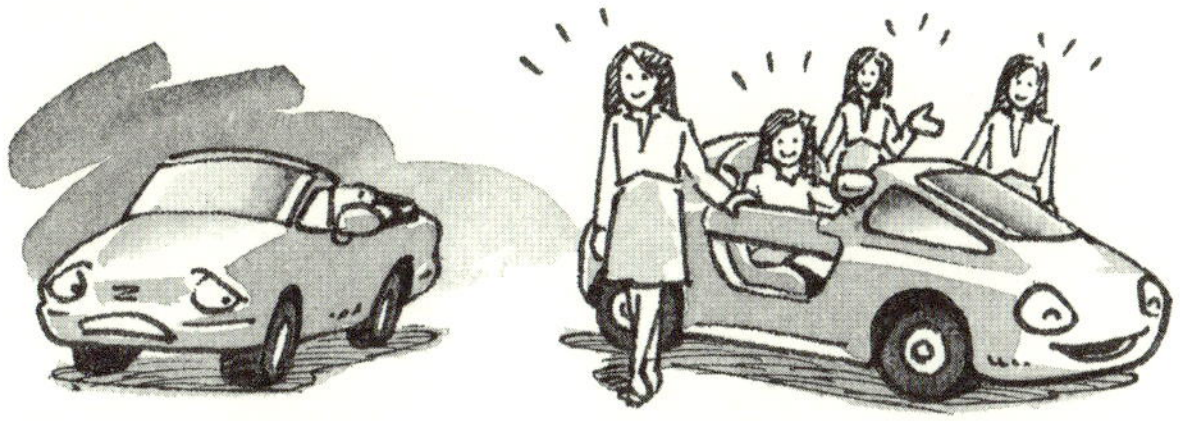

人間は，無意識のうちに，何かと何かを「連合」させてしまう

治療の質―連合―受付の対応

★スタッフや勤務医の先生の態度・ムード・姿勢・接し方が治療のイメージそのものとなる

ろうし、いやだなと思って来なくなってしまいます。また、そういった口コミをし始めるようになってしまいます。

これって、怖いでしょう。

このクルマと美しいタレントの関係は、先生もしくは先生の技術と、そしてスタッフや勤務医の方々との関係とまったく同じです。そして、これらが連合されたものが、医院全体の持つイメージということとなります。

逆に、美女たちが取り囲んでいると、クルマが素晴らしいものに見えるように、先生の周りに素晴らしいスタッフや受付の人がいることによって、先生の素晴らしい技術が、よりよく見えるということも十分に起こりえます。

先生は今まで技術の研鑽にいそしみ、多忙の中、セミナーや講習会に参加され、診療にもいろいろ工夫もされてきたと思います。

これからは、スタッフのコミュニケーションを磨くことによって、その研鑽してきた技術を、より素晴らしく見せる努力も必要になるのです。

4 「良さそうに見せる」技術も大事なこと

私は、長い間、営業という仕事をしながら、いろいろと営業のあり方を模索し、考えてきました。とりわけ**「人はなぜものを買うのか」**ということを、研究してきました。

未体験のものについては、「人はいいものだから買う」という答えが返ってくるとしたら、これは大きな間違いです。100％間違いです。

というのは、買った瞬間、申し込んだ瞬間は、まだ使ってない、体験してないわけですから、良いか悪いかわかっていないのです。

では、なぜ申し込むのかと考えると、それはほしくなったからです。

では、なぜほしくなったのかというと、「良さそうに見えた」からということです。

「良さそうに見えた」から、ほしくなって、そして申し込むわけです。

この「良さそうに見せる」技術は、ものすごく重要なことです。

歯科医院の場合を考えると、その「良さそうに見せる」は、やはり受付の方を含めたスタッフの対応にあります。

なぜなら、初めての患者様は先生の技術をまだ知りません。体験していません。先生の素晴らしい技術を知らないのです。

それだけに、心のこもった受付対応で、先生の持っている技術を、患者様に良さそうに感じていただかなければなりません。それなのに、逆の対応をしていたら、せっかくの先生の技術を悪そうに見せてしまいます。

それは、受付の対応が、治療の質と連合してしまうからです。

スタッフや勤務医の先生の言葉づかい・態度・姿勢・マナー・接し方が、治療のイメージそのものとなる――このことをしっかり頭に刻んでおいてください。

先生が治療の質を上げる工夫をするとともに、治療のイメージを高めるためには、スタッフや勤務医の先生のコミュニケーションの質を上げるということが大切なのです。治療のイメージアップの決め手は、スタッフが握っているといっていいでしょう。

受付スタッフの方は、患者様を前に、いかに手を抜けないか、これでおわかりいただけましたでしょうか。

つまり、受付スタッフのイメージが悪いと、その悪いイメージが連合して、歯科医院そのもの、先生の技術までもが、患者様から悪いイメージとして受け取られてしまう、ということです。

5 自費の患者様が増える受付対応とは……

では、患者様への正しい受付対応、自費患者様の増える受付対応とは、ということで、どのようにしたらよいのかを、具体的に考えてみましょう。

今までも、皆さんはいろいろなやり方で、受付対応をしてこられたかと思いますが、私が今からご紹介するのは、より上質な治療を受けたいと考えている患者様に対する接し方になります。

自費率アップを目指す歯科医院でしたら、ぜひ実践していただきたいことです。

ここでは、初診時の問診表の記入のお願い、初診カウンセリングのしかた、診察室への誘導方法、次の予約をとるコミュニケーションといった形で、受付対応を考えていくことにします。

まず、受付のあり方です。患者様は、受付スタッフをどのように見ているか。そして、何と比べて判断しているかということを、ちょっとお話していきます。

歯科医院にくる患者様は、基本的にはどんな人が多いかといいますと、会社員の妻・家族もしくは会社員の方です。人はみな働いて生きています。働き方は、大きく分けて二つしかありません。自分が誰かに雇われるか、自分が誰かを雇うかの二つです。そして、圧倒的に雇われている、つまり会社員の方が多いはずです。

いずれにしても、歯科医院にくる患者様は、会社員であり、その妻や家族です。そして、奥様も結婚する前は会社員であった人が多くいます。

そうした患者様は、受付の対応を何と比べているかというと、自分の会社のスタッフの対応、そして自分が会社員だったときの対応と比べているのです。

普通、会社に入ると必ず最低1週間くらい新人研修があります。

この新人研修では、お客様応対を教えるわけです。お客様がいらっしゃったときに、恥ずかしくない接し方・応対ができるように、徹底して教えます。その最初に受けた社員研修で身につけたことを、そのまま実践しながら、その方は社会人として活躍していくわけです。

このように、一般的な企業では、お客様の応対について訓練しています。患者様は、この自分が習ったお客様応対、それか自分の会社で行われているお客様応対と、歯科医院の患者様に対する応対とを比べているのです。

もし自分の会社の応対よりも、歯科医院の応対のほうが上だったら、「素晴らしい歯科医院だ」「さすがだ」と思い、尊敬します。

逆に、自分の会社が行っているお客様応対以下の応対をする歯科医院だったらどうなるでしょうか。

「なんだ、自分の会社以下だ」

「なんだ、自分以下だ」

と思ってしまいます。

そうです。

「自分たちでもやっていることを、この歯科医院はできていない。ダメだな」と思うわけです。自分以下と思ったら、その歯科医院、先生を尊敬しますか。尊敬しません。見下します。

見下した歯科医院に、自分の大切な歯の治療を、預けるわけがありません。

何かと比べてということは、一般的にいえば一般企業のビジネスマナーと比べられているということです。ということは、一般企業のビジネスマナー以上の応対をして当然だということです。

歯科医師は、先生といわれる立場なんです。そこのスタッフが、一般企業で行われている応対以下では、患者さんはがっかりします。

ビジネスマナーの基本については「〈付〉これだけは知っておきたいスタッフのマナー・言葉づかい」を参考にしてください（133ページ）。

第3章

自費率を高める受付の実践マナー

1 患者様にはしっかり目を合わせ、笑顔であいさつを

患者様が来院されてから、お帰りになるまでのプロセスに沿って、一般的な企業のビジネスマナーを学びながら、歯科医院の受付応対を考えていくことにしましょう。

まず、どうやって患者様をお迎えするかということです。

企業の受付では、基本は立ってお迎えます。基本は立っているということです。

もし、ほんとうに大変ヒマで、なかなか人がこない状態で座っていたとしても、向こうからお客様がきたら、すっと立ち上がってお迎えします。面倒くさそうに立つのではなく、すっと立つということです。

そして、次にすることがあります。

笑顔で、しっかり目を合わせ、自分からあいさつをするということです。その際、相手のお名前を呼ぶようにします。

相手のお名前がわからない場合は、お名前を確認します。

「こんにちは、お名前をいただけますでしょうか」

歯科医院のように予約制だったら「こんにちは、お待ちしておりました」というよりも、

〔受付のあり方〕

1．基本は立っている

2．座っていた場合は……
患者様が入ってきたら，すっと立ち
応対する

3．笑顔で，しっかり目を合わせ
自分からあいさつをする

「○○様でいらっしゃいますね」と、何時に誰がくるかを把握して、こちらからお名前を呼ぶくらいで、ちょうどいいですね。

何時にどれくらいの年齢で、男性なのか女性なのか、そういったことを把握しているわけですから、お名前をお呼びすることは十分可能だと思います。

基本は立っているですが、座っていた場合でも、患者様が入ってこられたら、すっと立つ、そしてまずやることは笑顔で、目を合わせる、これをぜひ実践してください。自分からあいさつすることが大事なのです。

この基本からすると、私が冒頭で申し上げた婦人科の例は、受付対応としてはまったくなっていないな、と感じていただけるのではないでしょうか。

2 いきなり「保険証を見せてください」はNG

では、初診の患者様がいらっしゃったときのあいさつ・話し方はどうでしょうか。

まず「こんにちは」とあいさつをします。目を見て、笑顔であいさつしてください。書類などに目を落としたまま、「こんにちは」というのはNGです。

お名前がわからない場合は「お名前いただけますか？」とお尋ねし、お名前をうかがったら「○○様ですね」と確認してください。

多くの歯科医院では、いきなり「保険証お願いします」といいます。

「こんにちは、保険証お願いします」といったのでは、私が誰かということよりも、保険証をほしがっているようで、イマイチ上質な対応とはいえません。保険証よりも、相手が誰かをまず確認してください。保険証を見れば名前がわかると考えているのかもしれませんが、それはプロセスを省略しすぎです。お名前を確認、そしてその上で「お待ちしておりました。○○様」というふうに、相手の名前をきちんということが大事です。

その後で「保険証をお預かりさせてください」といいます。名前が先、保険証が後、ということです。このプロセスを絶対省略しないことです。

〔初診の患者様がいらっしゃったときの話し方〕

「こんにちは！」（目を見て，明るく，はっきり）

「お名前をいただけますか？」

「○○様ですね」（復唱する）

「お待ちしておりました。○○様」

「保険証をお預かりさせてください」

「コートをお預かりいたします」
＊コート・傘などを率先して預かり，自分で掛けます。

「どうぞ，こちらへ」
＊自分が先に動き案内し，座っていただきます。

3 患者様のコートなどはカウンターを出て掛ける

よく歯科医院でも、ホテルの接客を学ぶとか、上質なレストランの接客を学ぶなどの工夫が見られますが、ホテルや上質なレストランの接客は、徹底しています。

お客様がコートをお召しになっていたり、傘をもっておりましたら、自分がカウンターから出て行って、自分がお預かりして、自分がコートを掛ける、傘がもし開いていたら、傘をきれいに巻いて、自分が受け取った傘を自分が傘立てに立てます。

歯科医院では、雨の日や、冬場などでコートをお召しになっている患者様もいらっしゃいます。その場合は「コートをお預かりいたします」といって、受付のカウンターから出て行って、コートはこちらがお預かりする――これが上質な対応です。

「コートはそこに掛けてください」「傘立てはここですから」という言い方を今までしてきたかもしれません。昔のように、患者様がいっぱいこられて、待合室が混雑しているような時代は、そういったやり方でよかったかもしれません。

しかし、上質な治療を求めていらっしゃる患者様に対する応対であれば、もしホテルのような接客を目指すのでしたら、自分から出て行くことが必要になってきます。

「コートをお預りいたします」

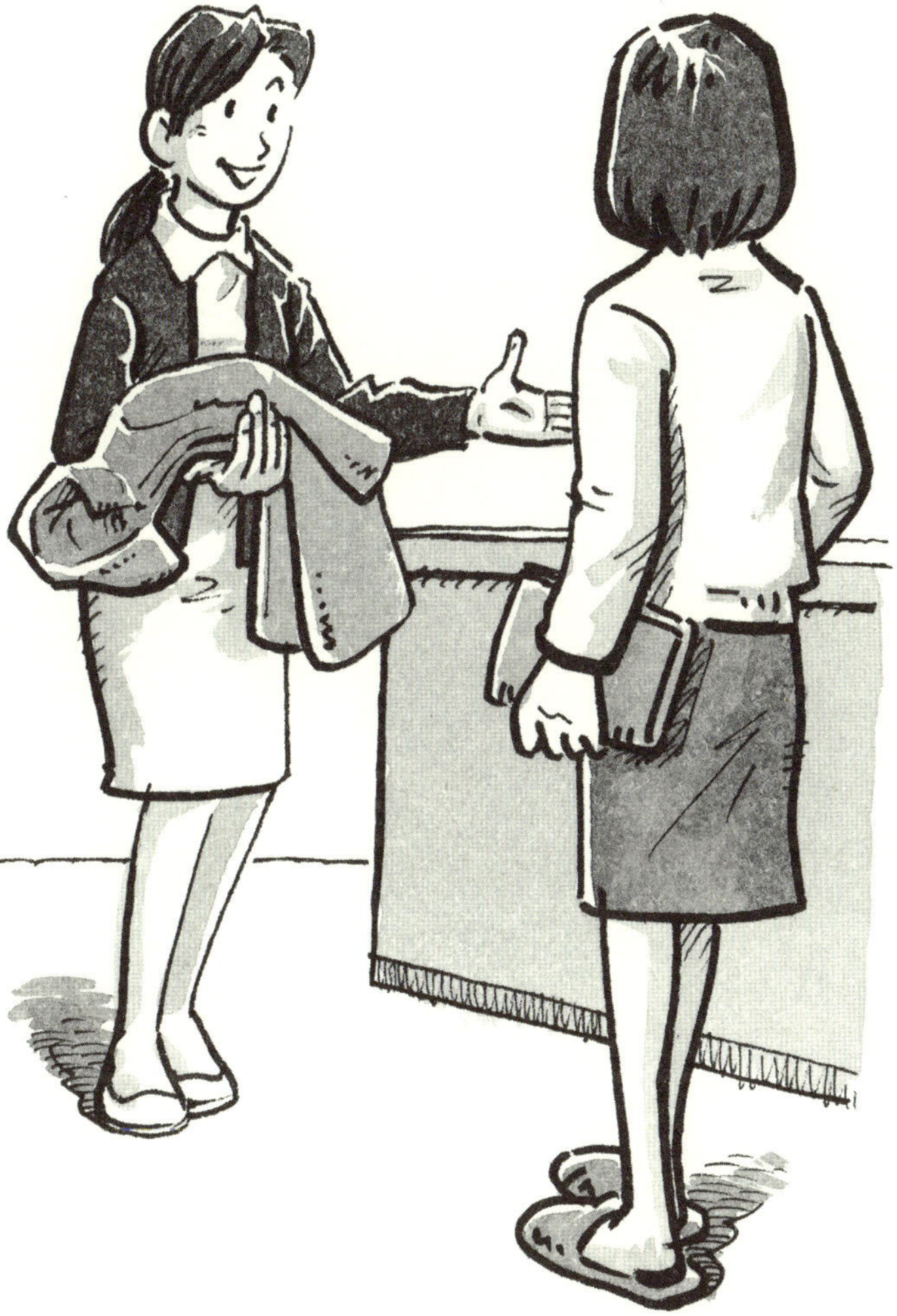

4 案内するときは笑顔と手を添えて「どうぞこちらへ」

患者様に待合室で待っていただく場合も、ていねいな対応が求められます。

「待合室そこですから」

「そこで待っていてください」

といって、指を差すのではなく、自分がカウンターから出て行って、

「どうぞこちらへ」

といってください。受付スタッフには、ぜひこの応対がほしいものです。

指先を伸ばして、笑顔で「どうぞこちらへ」と、首を傾げて会釈します。「どうぞこちらへ」といって自分が先に歩きます。そして、待っていただくお席まで自分が先に到達し、お席を指差し「どうぞこちらでお待ちくださいませ」というのです。

この手の動き覚えてください。

自分が先に動いて案内し、座っていただく――これが基本になります。

どうしても手が離せない場合は
「申し訳ありませんが、そちらの待合室でお待ちください」

と、患者様と目を合わせてお願いします。

「どうぞこちらへ」

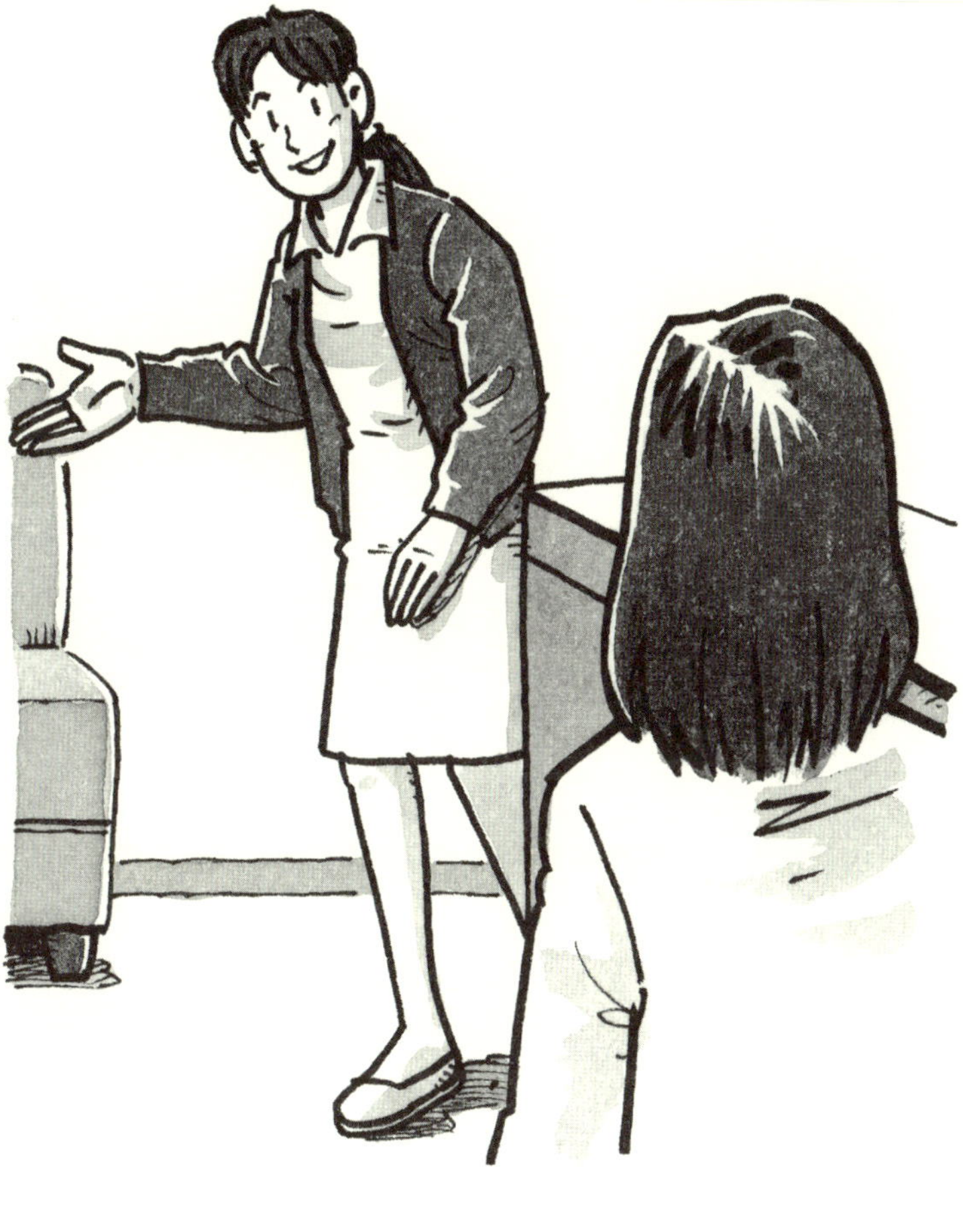

5 問診表の記入をお願いする際の渡し方

患者様に、初診時の問診表に記入していただく際の留意点を考えてみましょう。

まず「こちらにご記入になってお待ちくださいませ」といいます。

問題は、このときの問診表の渡し方です。みなさんは、今までどのようにされてきましたか。

たとえば、カウンター越しに片手で「はい」といって、渡していたのではないでしょうか。過去にそうやって渡したとしても、今は、会社のビジネスマナーと比べられているということを知っておいてください。

会社で、なにかお客様にものを渡す場合、原則は必ず両手でお渡しする、ということです。ですから、問診表は必ず両手でお渡ししてください。ペン一本を渡す場合も、両手でペンを渡します。

受け取る場合は、両手で受け取ります。これも基本です。「ご記入いただけましたか。ありがとうございます」といって両手で受け取るのです。

歯科医院の受付スタッフは、こうした小さな所作を、美しく整えていく必要があります。

〔初診時の問診表の記入のお願い〕

「こちらに記入になってお待ちくださいませ」

その際，必ず**両手**で問診表をお渡しします。

≪問診票を受け取る≫

「ご記入いただけましたか？
ありがとうございます」
（この時も両手で受け取る）

「少々おうかがいさせていただきますね」
（といって，初診カウンセリングに入る）

6 初診カウンセリングでの留意点①

問診表にご記入いただいたあとは、初診カウンセリングに移っていくケースが多いかと思います。

「少しおうかがいさせていただきますね」

といって、初診カウンセリングに入ります。

ただこの初診カウンセリングも、他の患者様が周りにいることが多いでしょうから、周りの人に話が聞こえるような場所ではなく、カウンセリングルームのようなところへご案内するというのが、よいかと思います。

なぜかというと、実際に初診カウンセリングでは、患者様が気にしていた悩みとか、歯が悪くてつらかったこととか、歯が悪くて悲しい思いをした、歯並びが悪いことをからかわれて悔しい思いをした……など、患者様のかなり個人的な心情をもお聞きすべきだからです。

カウンセリングでは、どんな時に、どんな思いをしたのかということをお聞きすることも非常に必要になってきますので、他の人に聞こえる場でお聞きするのは、患者様に申し訳ないことですから、カウンセリングルームのようなところにきちんとご案内して、そこで最低15分の時間をとって、初診カウンセリングをしていただきたいのです。

なお、この初診カウンセリングで、患者様の**「悩みを聞く」**ということが、自費率アップの大きなポイントになるということを知っておいてください。

この「悩みを聞く」というところで手を抜くと、自費の成約率ががたんと落ちます。

なぜそんなことがいえるかといいますと、私は営業の世界で経験してきたのですが、すべての商品やサービスは、人の悩みの解決として存在するからです。人は商品が良いから申し込むのではなくて、自分の悩みがあって、その悩みをどうしても解決したくて、その悩みの解決の手段として商品やサービスを選択するのです。

歯科医院には、とにかく治療してほしいからくるのではなくて、なんらかの悩みがあってくるのです。

悩みというと、みなさんは「痛いということかな」「噛めないということかな」と思うかもしれませんが、それは短絡的すぎます。

「悩みを聞く」ということは、患者様が噛めないこと、見栄えが悪いこと、痛いことによって、どんな時、どんなふうに困っておられるのかという、痛いことの向こう側にある悩みを聞き出すということです。

7 初診カウンセリングでの留意点②

たとえば、こんな方がいらっしゃいました。

「なんか噛み合わせが悪くて、イマイチしっくりこない、だけど我慢していた」

「仕事ですごく忙しいとき、さあ、これから頑張らないといけないというときに、いつもひどい頭痛に見舞われて仕事ができない」

また、そんなことが社内の評価につながって、なかなか結果が出せなくて、出世ができないといった悩みを持っているかもしれません。

他にも、歯並びが悪い、前歯が黄ばんでいる、そういった患者様もおられるかもしれません。その方の悩みは「歯並びが悪い」「前歯が黄ばんでいる」という、その事実だけではなく、歯並びや前歯の黄ばみを気にして、人前で大きな口を開けてにっこりと笑えないことで、接客の仕事に就きたいのに、バイトの面接で落ちてしまった——こういったことが悩みかもしれないのです。

入れ歯の方は、入れ歯で噛めない、食べられないということが悩みではなくて、入れ歯がしっくりこないことによって、得意のカラオケでうまく歌えないということが悩みかもしれません。

入れ歯でうまく噛めないため、最近、ゴルフの飛距離が落ちちゃった、コンペで勝てないということが悩みかもしれません。

あるいは、電話で人に何度も聞き返されて「何いっているのか、わからないから困る」といわれるのが悩みかもしれません。

噛めない、痛い、それによってどんなふうに生活シーンの中で悩んでいるのか、こういったことを初診カウンセリングで聞き出してさしあげたいわけです。ですから、周りの人に聞こえない、ちょっと落ち着いた場所で初診カウンセリングをしていただく必要があるのです。ここで悩みを聞いておくと、実際に自費率がアップします。

なぜだかわかりますか？

実際に、患者様に保険のきかない、高額で上質な自費診療を提案すると、最後の最後にやはり患者様は迷われるのです。

「先生、この治療をやったほうがいいのはよくわかりますが、でも高いよね。今、経済的にけっこう厳しいんだ。難しいかな。家族にも相談しなきゃいけないしな」といって迷われるのです。

8 患者様の悩みを聞くことで成約率がアップ

患者様が迷われたときに、このひと言をいっていただきたいのです。

「原点に帰って考えてみてください」という、ひと言です。

「もともと、こんなことで、ご不満だったんですね。こんなことで悩んでいらっしゃったんですよね。原点に帰って考えてみてください」

といい、患者様の困っていること、悔しかったこと、これを蒸し返し、その人のもともと心の中にあった悩みで、きちんとクロージングしていくことが決め手です。

このもともとの悩みに気がついたときに、患者様の選択はやはり治療してもらおう、と決まってくるのです。

「そうだった。自分自身の悩みの解決としてこの治療があるんだ」

ということがわかったときに、その治療に向かうパワーが変わってくるのです。

そして、もうひとつ付け加えておきますと、自分の悩みの解決のための治療だと、いうことがはっきりわかった患者様は、ドロップアウトしないということです。この点も、多くの歯科医院から報告をいただいています。

「吉野さんのカウンセリングをやったら、もちろん成約率が上がった、自費率がアップしたんだけど、面白いことに、そのカウンセリングでお申し込みになった患者様は1人も中断していないよ」というのです。

ですから、この初診カウンセリングで、ていねいに、悩みを聞き出すことが重要なのです。そのためにも、悩みをじっくり聞けるところにご案内してください。

また、ある歯科医院の院長先生からは、こんな報告をいただいております。

私が「悩みを聞くこと」という話をしたら、院長先生はポンと手をたたいて、「わかった」とおっしゃったんです。

その院長先生がおっしゃるには――

「もともと開業当時ヒマだった、そこで患者様がいらっしゃったら、その方の悩みを30分くらいかけてじっくり聞いていたんです。そして、その悩みを長時間かけて聞いた患者様ほど、あざやかに確実に自費の申し込みがいただけた。でも、なぜ悩みを聞くと自費の申し込みをいただけるのか、僕はわからなかった。吉野さんの話を聞いて、今、その理由がわかったよ」

初診カウンセリングでは、「患者様の悩みを聞く」ということを頭に入れておいてください。

9 レントゲン室へ案内する際の留意点

次のプロセスは、レントゲン室にご案内するということになるでしょう。

「それでは、先にレントゲンを撮らせていただきます」

これも目を見て笑顔でいってください。

けっして患者様をベルトコンベアに乗せるような、流れ作業にならないようにしてください。

「どうぞこちらへ」

手は右手でも左手でもかまいません。指先を必ず伸ばしてください。

「どうぞこちらへ」と先になって歩き、案内します。そして、またこの手でお導きするわけです。

「お手荷物をお預かりいたします」といって、ここでも患者様でなく、自分が手荷物を受け取り、所定のところへ置くことを忘れないでください。

10 診察室では先生と患者様が最高の出会いの場に

レントゲンの後は、実際の治療ということになるでしょう。

ここで、院長先生もしくは勤務医の先生が診療室に入室していくわけですが、この入室も患者様との大切な出会いになりますので、気をつけて、最高の出会いになるように配慮していただきたいのです。

受付スタッフの話からそれますが、先生にとって大事なことなので、診療室への入室から患者様へのあいさつまで、その留意点をあげていくことにします。

患者様は「どんな先生かな」と思ってワクワクしています。

「頼れそうな先生だったらいいな。逆に、どうしようもない先生だったらいやだな」と思っています。

パッとしない先生、うさんくさい先生、だらしない先生、わけのわからない先生、こんな先生はいやだなと思っています。素敵な先生がいいな、お任せしたい、そういった先生がいいなと思っています。

この出会いは、患者様にとっても、先生にとっても、初めての出会いですから、ピカピカの自分で登場していただきたいのです。

この治療の現場は、先生にとってのステージなのです。舞台なのです。舞台にだらっとした姿で、背中を丸めて登場する俳優がいますか。

先生は自分を俳優だと思ってください。女医の先生は女優だと思ってください。自分の舞台に登場するんだと思って、ピカピカの自分で、しかも最高の身だしなみ、最高の笑顔で入っていってください。

この場合も「こんにちは！」と目を見て会釈しながら入っていくのが基本です。会釈もしないで入る先生は、過去にはおられたかと思いますが、ここは出会いの場なんです。ちょっと会釈があるといいですね。

そして、先生が入ってくるときには、必ずマスクを外してください。マスクをしないで、きちんとお顔全体を見ていただきながら入っていきましょう。

ここで大切なことは、最初にどこにポジショニングするか、どこに自分が座るかということです。よくないのは、いきなり右後から話しかけるということです。

歯科医院の場合、診療室では患者様がチェアに座っておられるのが普通です。それなのに、右後から話しかけたら、その患者様はどうなると思いますか。首を大きくひねりながら、右後に顔を向けて、先生の顔を見て、そして先生の話を聞くような状態をつくること

ピカピカの自分で登場！

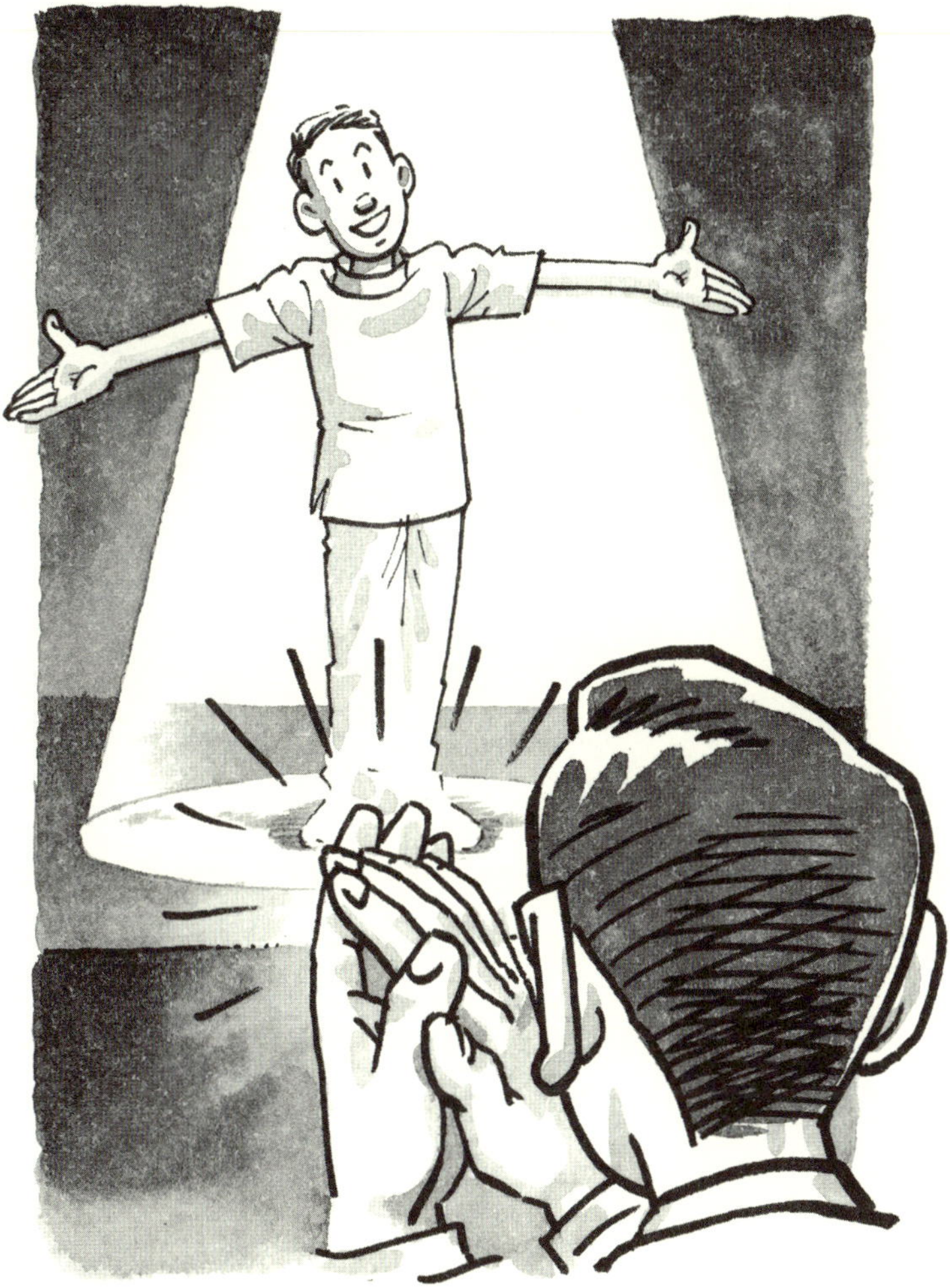

になります。

患者様に不自然な姿勢をとらせるのは申し訳ないです。できれば丸イスなど簡単なイスでいいですから、患者様の正面は難しいので、右前にイスを置き、まずそこに座ってください。そして、正面からきちんと顔を合わせてください。

「今回担当させていただくのは私ですよ」ということで、先生の顔をしっかり正面から見ていただきましょう。正面から人の顔を見る人はどうですか。堂々としています。自信がありそうです。ななめから目を合わさないのと、正面からその人の顔を見るのと大きな違いがあります。

そして、次の言葉を患者様に話しかけてほしいのです。

「今日はどうされましたか」という言葉です。

その上で、その患者様の話をおうかがいしましょう。

初診カウンセリングをしているのですから、問診表などを見ればわかることです。しかし、その患者様は先生にいいたいことがあるはずです。患者様は初診カウンセリングで話したけど、先生に何かを伝えたい、先生にも直接いいたいのです。

〔歯科医師入室の際の留意点〕

「こんにちは！」（明るく，目を見て）
目を見て，会釈しながら

・いきなり右後ろから話しかけない
・丸イスなどを患者様の右前におき，最初は右正面から顔を合わせる。

「今日はどうされましたか？」

「……とおうかがいしておりますが，どういった感じでしょうか？」

「それでは拝見させていただきますね」

（右後ろへ移動）

11 先生自身も患者様の悩みを聞く

ここで、ひとつ大切なことを覚えておいてください。

患者様は歯科医院にくるときは、必ず何かの不具合を持っています。その何かの不具合を持っている人は、どうしたら満足するかということを考えてみてください。その不具合を解決すること以外に、満足させる方法があるのです。

それは何かといいますと、「複数の人間が、その不具合の状態をおうかがいする」ことです。

私は、企業の中でクレーム処理について研究してきました。

クレームに対しては、1人の人がクレームを聞くのではなく、2人の人がクレームを聞く、もしくは3人の人がクレームを聞くほうが、実際にそのクレームをいってきた人は満足するのです。

まず電話をとった人に対して不平不満をもらす、そして、その電話をとった人の上司に不平不満をもらす、クレームをいうわけです。さらに、その上の責任者に不平不満をもら

初診カウンセリングで患者様の悩みを聞く！

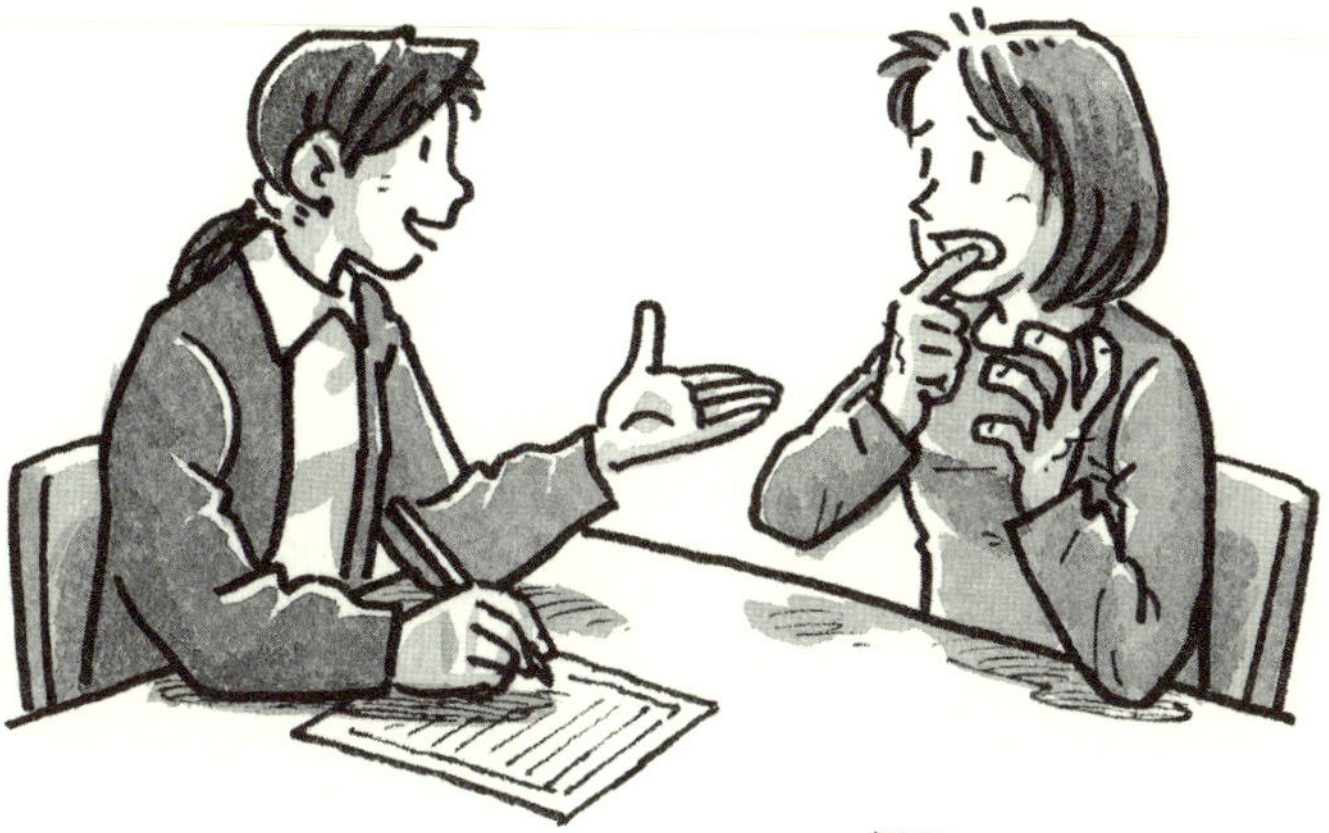

先生も悩みを聞いてあげる

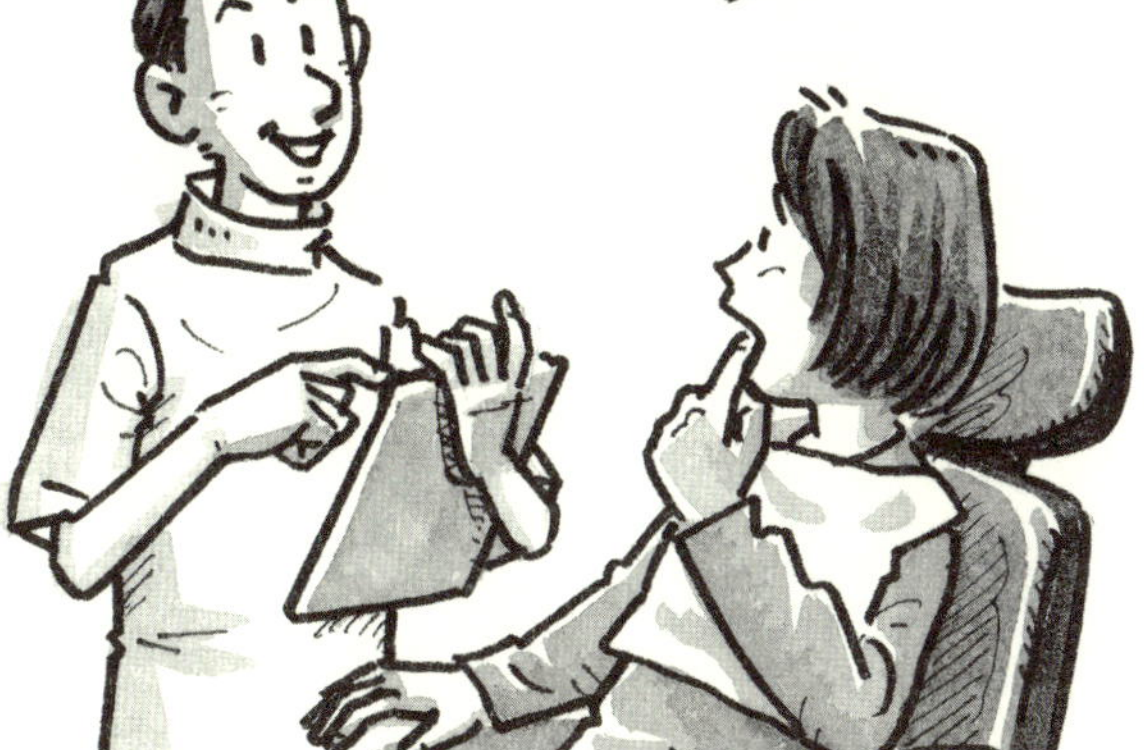

します。

つまり、3回同じことをいっているのですが、同じ話でもいいので、3回聞いてあげると、3人の人に自分の不具合を聞いてもらったということで、そのクレームをした人も、とても満足するというデータがあります。

歯科医院には不具合を持って訪れるわけですから、初診カウンセリングのときのスタッフ、そして実際に治療する先生が、その患者様の不具合を聞くと、とても自分が大切にされたというふうに感じて満足をするということです。

ですから、問診表に書いてあるのを見ればわかるわけですが、ここでもう一度患者様の話を聞いてください。

「……とおうかがいしておりますが、どういった感じでしょうか?」とうかがってもいいです。

そして「それでは拝見させていただきますね」という言葉をきちんと発したあと、患者様の右後ろに移動します。

これが、自費率アップを目指している歯科医院に求められている先生の登場のしかたなのです。

12 こんな先生は患者様の信頼を得られない

では、先生の姿勢・服装で問題になった例をいくつかあげてみましょう。

次のようなＮＧのケースが報告されています。

勤務医の先生の身だしなみが、髪ボサボサ、ヒゲの剃り残しがあり、きれいにヒゲが剃れていない、そして眠そうなだらっとした顔、目を合わさない、マスクをしたまま、ひどいケースになると、ポケットに手を突っ込んだまま、という例です。

また、白衣をきちんと着ていないという例もあります。白衣をだらしなく着て、前を留めてないという格好です。患者様は、こんな先生を信頼できるでしょうか。

勤務医の先生がそういう態度であれば、患者様は「院長はよく勤務医のこういう状態を許しているなあ」ということで、院長先生もまた、かまわず屋なんじゃないか、だらしない考えの持ち主なんじゃないかな、と思われてしまうのです。

患者様との直接のコミュニケーションを避けるというのも問題です。やはり、患者様の悩みを聞いてあげてから、治療にとりかかることが重要です。問診表だけ見て診察するようでは、自費診療を提案しても、断られるのが関の山です。

13 受付での次回アポのとり方と禁句

治療が終わった後、必ず行わなければならないのが、受付において次回のアポをとることです。

先に、この場合の禁句からいっておきます。

私は、一般の営業の現場で、テレアポというものを教えてきました。テレアポとは、電話でアポをとることです。その場合に、こういう言い方をするとアポがとれないという禁句があります。

禁句とは次のようなことです。

「次回のご予約どうされますか？」

「いつがいいですか？」

皆さんの中には、このようにいっている方もいると思います。なぜこの言い方がダメなのか、おわかりになりますか。

「次回のご予約どうされますか？」

といった場合に、

「ああ……そうですね。今まだよくスケジュールわからないので、こちらから電話します」

という患者様が多くないですか？

そして「こちらから電話します」という電話が１００％かかってきますか？

かかってこないケースがけっこう多いと思います。

つまり「こちらからまた電話します」という言葉をいわせてしまう、この質問そのものがまずいということです。

受　付「次回はいつがいいですか？」

患者様「わかりません。またこちらから電話します」

受　付「そうですか、それではお待ちしています」

こういった形になってしまいます。

私も経験があります。

歯に不具合が生じて、駅前の歯科医院に行ったときのことです。治療は順調にすすみ、その治療が終わったときに、こういわれたのです。

「次回のご予約どうされますか？　いつがいいですか？」

私は「今、手帳を持っていなくて、予定がわからないんで、帰ってから手帳を見て電話しますね」といいました。

そのときは、手帳を見て電話するつもりだったのです。

しかし、その後どうなったでしょうか。二度とその歯科医院を訪れていません。なぜかというと、仕事が立て込んでバタバタしていたし、アポは入れていないし、なんとなく歯の痛みは治まったような気もするし、とりあえず噛めるし、「ま、いいか」と思ってるうちに、3年が経過してしまいました。

そして、その不具合の歯は、治療が半端なまま放置していたので、最終的には失うことになってしまいました。

私は一本の歯を失ってしまいました。私に一本の歯を失わせた歯科医院の対応は、これだったのです。このようにいわれたから、私は二度とその医院には行かなかったわけです。そして、結果的に歯を失っているのです。

歯科従事者なら、患者様に歯を失わせたくないと思います。そのためにも、なんらかの形で、確実に次のアポは入れておくべきです。患者様の歯を守るためにも、次のアポを入

〔次回アポをとる際の禁句〕

「次回のご予約どうされますか？」

「いつがいいですか？」


〔すっぽかし・ドタキャンになりにくい次回アポのとり方〕

1．　患者様を尊重し，敬った態度で！
2．「簡単に予約のとれない，
　　能力の高い
　　人気の先生のアポがとれた」
　　と思っていただけるような話し方

〔患者様を敬った態度で，次回アポをとる〕

★日時はこちらから提案！
「○○様はお忙しい方だと思いますので，優先的にご予約をおとりさせていただきますね」

「午前と午後，夕方，もしくは土曜日など，どういったお時間帯が比較的ご都合がよろしいでしょうか？」

「では，来週○月○日の○時でしたら，今のところまだご予約をおとりできますが，お越しになれそうですか？」

れるということを肝に銘じておいてください。

また、この「いつがいいですか?」という言い方をして、たとえば「10日がいいです」という返事が返ってきたとしても、歯科医院サイドではその時間が好都合とは限りません。先生の手がいっぱいかもしれませんし、実際にその時間にその治療の予約が入ることは、混んでいる時間に重なったりして、お待たせするかもしれないし、歯科医院にとっては困るケースもあるわけです。

ですから「いつがいいですか?」と聞くよりは、

「来週でしたら、3日の3時でしたら、予約を入れられますが……」

と、こちらから時間の提案を積極的にしていったほうがいいということです。

第4章

患者様に自費診療を選択させる実践ノウハウ

1 キャンセルされないアポのとり方

自費率をアップさせる入口は、受付におけるアポイントのとり方です。

第3章で「アポの禁句」をご紹介しましたが、キャンセルされないためには、どのようにアポをとればよいかを考えてみましょう。

私がご紹介するのは、すっぽかしやドタキャンになりにくい次回アポのとり方です。

これにはポイントがあります。

それは**「患者様を尊重し、敬った態度で！」**ということです。

なぜ尊重しなければいけないのでしょうか？

実際に自費治療を申し込んでこられる患者様は、プライドがあるし、それなりの社会的地位のある方というケースが多いからです。

保険の患者様も、もちろん大切ですが、自費の患者様はより敬った態度が感じられないと、その歯科医院に通いたくないのです。

私は、いろいろな会社で研修を行ってきましたが、その折に、面白い質問を多数いただいています。

たとえば、ベンツなどの高級車を売る営業と、カローラなど一般車を売る営業があるわけですが、同じクルマの売り方なので、ベンツのお客様に対する対応とカローラのお客様に対する対応は同じでいいのか、変えなければいけないのかということで、議論したことがあります。

ベンツのお客様の対応と、カローラのお客様の対応は一緒なのか、違うのかということです。

私ははっきりいいました。

「まったく違います」

なぜなら、ベンツのお客様の求めていらっしゃるものと、カローラのお客様の求めていらっしゃるものが違うからです。相手が求めるものが違う以上、こちらの対応を変える必要がある、ということです。

ベンツのお客様は、何を求めていらっしゃるのでしょうか。

相手から尊敬される、相手からすごいといってもらえる、相手から敬意を表してもらえる――こういったことを求めていらっしゃるのです。相手から重要な人物として扱われることを求めているわけです。

これがベンツのお客様です。

ですから、ベンツのお客様にはより敬意を表し、より尊敬し、相手が重要人物であると感じていることを、私たちの接客応対から醸し出していかなければいけないわけです。それも、言葉と行動から醸し出さなければいけないということです。

それに対して、カローラのお客様は何を求めていらっしゃるのでしょうか。

家庭的なものを求めていらっしゃいます。それから楽しいということや、リラックスを求めていらっしゃいます。お客様もそれを求めているわけですから、どのように対応したらいいのでしょうか。

それは、フレンドリーに対応したらいいということです。

「あ、こんにちは、お久しぶりです」

「元気そうだね、僕」

こんな感じで、フレンドリーに対応したらいいのです。

相手が求めているものによって、こちらの対応を変えるというのは当然です。

そういった意味では、自費の患者様はベンツの患者様です。保険の患者様はカローラの患者様というふうに考えてもいいでしょう。

自費率アップを考えるのであれば、患者様に敬意を示し、患者様を育てていかなければいけません。そのためにも、次のようなことを覚えておいてください。

受付でアポをとるとき、予約の電話が入ったとき、簡単には予約がとれない、能力が高い凄腕の、人気の先生のアポがとれたんだ、と思っていただけるような話し方をしましょう。

ちょっとやそっとでは診ていただけない凄い先生、人気があり凄腕、なかなかアポがとれないような先生のアポがとれた、と思っていただく必要があります。


なぜ、こんなふうに思っていただく必要があるのでしょうか。

このように思っていただけると、アポのキャンセル、すっぽかしは減るからです。ゼロにはなりません。減るということです。その上、凄い先生にアポがとれたんだったら、患者様は遅れていかないように考えます。

凄い先生にせっかくアポがとれたのに、そのアポをすっぽかしたら、今度はいつ診てもらえるかわからないでしょう。ですから絶対に、その日のその時間に遅れずにこようと思います。また、他の用事が割り込みそうになっても、他の用事が入らないように工夫するはずです。

受付スタッフは、こういった観点を、しっかり頭に刻み込んでおいてください。

2 先生の価値を高める演出が必要！

では、どうしたら「凄い先生である」「人気の先生である」というふうに思っていただけるでしょうか。

これにも、ピッタリの心理学の原則が二つありますのでお伝えします。

ひとつは「**限定性の価値**」です。

「限定性の価値」とはどういうことかといいますと、数の少ないものは貴重であるという考えです。

たとえばダイヤモンド、貴重で、数少ないものです。

人は「数が少ないイコール価値がある」と思ってしまうのです。

「いくらでもあるイコール価値がない」と思ってしまいます。

ですから、予約の枠が少なさそう、空き予約の枠が少なさそうに見せる、演出するというのは大切なことなのです。

これが「限定性の価値」です。

もうひとつは「**社会性の証明**」です。

人はこんなふうに思っているのです。

「多くの人が支持しているものは、良いものに違いない」という考え方です。

たとえば、流行っている映画は面白いのではないかと思います。人が並んでいるようなお店は美味しいのではないかと思います。

でも、本当かどうかはわかりません。

また、人はこのようにも考えているのです。

多くの人から「支持されないもの」は、「つまらないもの」ではないか、という考えです。

多くの人が支持していないものはどうしようもないものばかりということは、患者様から見れば「たくさん空きの枠のある先生というのは、下手なんじゃないかな」と考えてしまうのです。

ですから、このアポをとるときには「予約の枠がもうあと少ししか残ってない、限られた枠である」ということを演出する必要があります。

この点については、私の開発した「吉野式アポ話法」というのがありますので、次項で詳しく説明していくことにします。

3 キャンセルのこない吉野式アポ話法

予約枠を演出する言い方としてピッタリしたものが吉野式話法です。これは多くの歯科医院で実際に効果をあげているものです。

患者様を敬い、そしてアポをとり、キャンセルがこない話し方とは、こういう感じです。

「〇〇様、お忙しい方だと思いますので、優先的にご予約をおとりさせていただきます」といってみてください。

お忙しいということは、やはり相手に対する敬意の表れです。

そして、ポイントは「優先的に」という言葉です。すべての方を優先的にきちんと予約をとるわけですが、優先的にといわれた患者様は嬉しいはずです。

そういわれた患者様は、間違いなく「ああ、私は優先してもらえるのか」というふうに感じます。

次に、患者様が、どういった時間帯だったら都合がいいのか、大きな枠で質問してみましょう。

「午前と午後、夕方もしくは土曜日など、どういったお時間帯が比較的ご都合がよろしいでしょうか?」

と聞いてください。そして、これは必ず控えておいてください。

そして、午前がよい人、午後がよい人、夕方がよい人、土曜日がよい人の名前をしっかり覚えておくことです。患者様がその次の予約を入れるときにも、その患者様がご都合のいい時間帯を提案していったほうが、スムーズにアポがとれるからです。

最初のアポで、都合を聞いた上で、時間はこちらから提案しましょう。

「では、来週○曜日の○時でしたら、今のところご予約をおとりできますが、お越しになれそうですか?」

このように訊いてみてください。

「○○でしたら、今のところまだご予約をおとりできます」

といったその先生は、どのような先生に見えますか?

この日のこの時間以外は、予約のアポがいっぱいの先生に見えます。ひとつの時間を提案していますが、この時間以外は空いていない先生に見えるのです。

空いてない先生とはどういう人でしょうか。多くの人に支持されている先生だということです。多くの人に支持されているということは、先生の技術は素晴らしいものに感じられるということです。

「○日の○時でしたら、今のところまだご予約がおとりできますが、お越しになれそうですか」

といわれると、患者様は、他の時間は空いていないのかなという意識になりますから、できたらその日のその時間に、自分が時間を工面してこようというエネルギーが、患者様の中に沸いてくるのです。

患者様の中には、忙しい人もいらっしゃるでしょうし、そうでない人もいらっしゃるかもしれません。

また、この日のこの時間に、実際に都合が悪かったらどうしたらいいのかという質問も、よくいただきますが、そのときは、このようにいってみてください。

「あ、そうなんですか、残念ですね」と一度受け止めて、「そうですね～」と、探すふりをしてください。先生の次の空き時間を探すふりです。

そして「あっ」と見つけたふりをします。今度は「この日でしたらなんとかなります」といってみてください。

その日のその時間も都合が悪かったら、どうしたらいいんですか、というご質問もいただきますが、第三の選択肢ということです。

実際に、スケジュールを本当に確認しないとわからないというケースもあるかもしれま

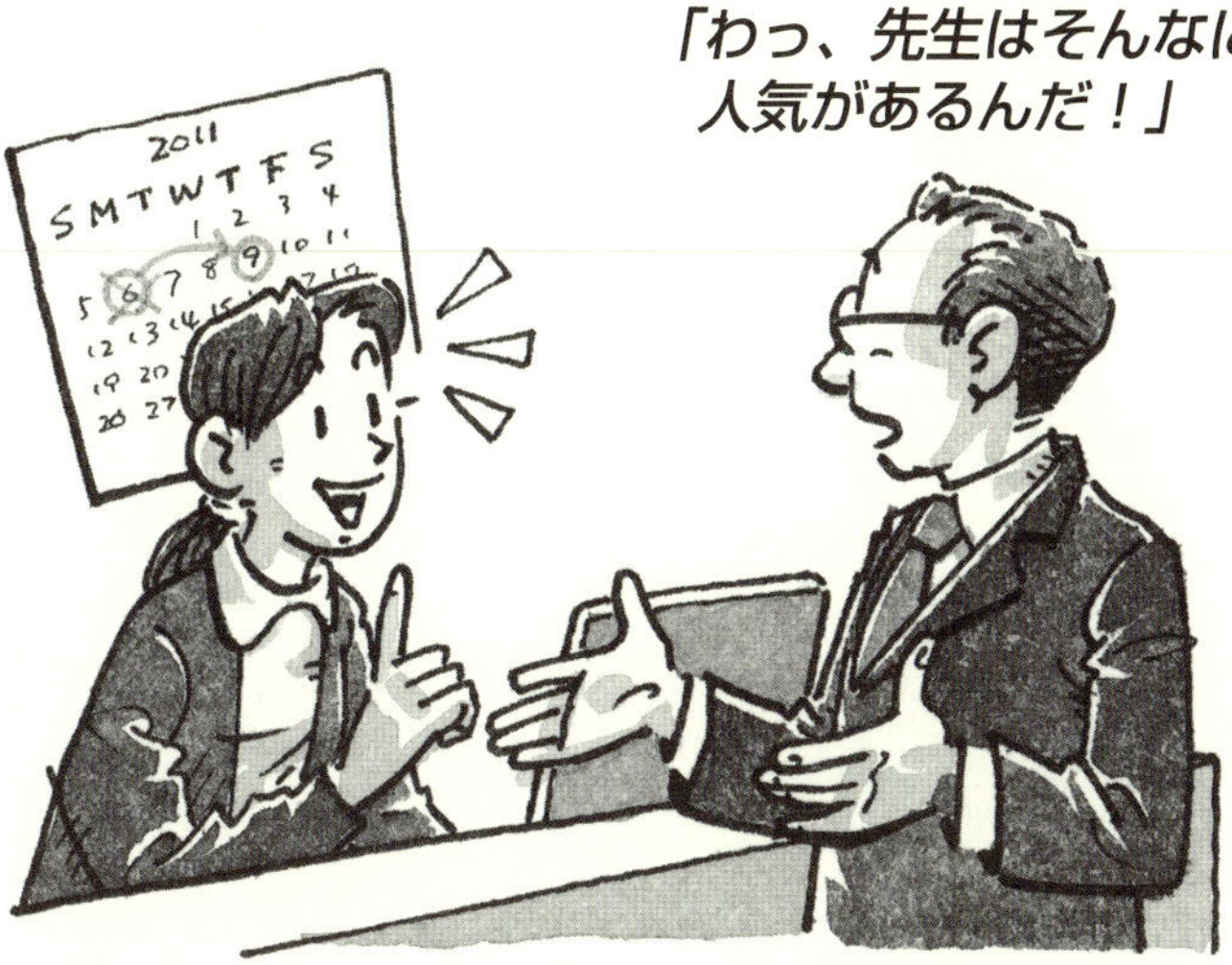
「わっ、先生はそんなに
人気があるんだ！」
2011
SMTWTFS

せんが、次のようにいいます。

「では、いったんこの枠でご予約をいれておいて、もしご都合が悪いということであれば、お電話をいただくということでもよろしいですよ」

といって、その先生のその枠を押さえるという方向ですすめてみてください。

人気の先生の予約の枠がとれたのに、アポがとれたのに、自分が本当に都合が悪いとなると、その人気の先生のアポをすっぽかすのも悪いから、患者様から電話をしてくるという行動にでやすくなります。

アポを入れずに患者様の連絡を待つよりは、アポを入れた上で予定変更の連絡を待ったほうが、より効率がいいということです。ぜひ試してみてください。

4 患者様から金額を聞かれたときの対応

ここでは、よく皆さんからいただく質問に対する答を用意しておきましたので、ご紹介しましょう。

インプラント、矯正、審美治療……など、上質な治療を行う歯科医院が増えてきていますが、それにともない、受付スタッフに対して、患者様から質問されることも多くなってきています。

会計のときなどに、

「ところで、インプラントっていくらなの？」

と、患者様が聞いてくるのです。

この場合、どのように対応すればよいのか、という質問です。

これには「金額を答える」「答えない」の二つの選択肢があるかと思います。

まず、どちらを選ぶべきかということですが、金額を提示するということに対して、皆さんにもっと神経を使っていただきたいと思います。

〔こんな時 どうする？〕

受付に対して患者様が
「インプラントっていくらなの？」
と質問してきた場合　どうしますか？

（答えは98、99ページ参照）

受付に対して患者様が電話してきて
「昨日○○を申し込んだんだけど，
やっぱりキャンセルしたいんですが……」
と申し出た場合　どうしますか？

（答えは100ページ参照）

私は営業的な考え方で、ある法則を見つけています。

「ほしがらせてからお金の話」という法則です。

ほしがっていない人に高額な金額をいうと、その人はほしがることもなく、その商品そのものをあきらめてしまいます。ほしがっていない人に、金額をいうことはマイナスであるということです。

ほしがりようが中途半端なのに、高い金額を聞くと、「もう無理！」と思って、その時点でその商品を検討すらしなくなってしまうのです。

では、いつ金額を提示したらいいのかということですが、営業の見地から見つけた私の法則では「ほしがらせてからお金の話を」ということになります。

「このインプラントいくらなの？」と聞いてきた患者様が、そのとき十分ほしがっているかどうか不明です。この段階で、患者様に金額をいってしまうということは、大きなマイナスです。

また、患者様のお口の中の状態によって、金額も変わってきます。ですから、金額について安易に伝えてしまうということは、絶対にすべきではありません。

ただし、ホームページなどにおおまかな金額、一本いくらなどの金額が出ている場合には、その範囲内でご案内するということも必要かと思います。しかし、他の患者様も聞いているというケースもありますから、その場で金額そのものを口にするのはやめるようにすべきです。

では、どのようにご案内したらいいのでしょうか。

まずはホームページの案内をするのも一つの方法です。

「インプラントがいくらかということは、材料によっても違いますので、私どものホームページにきちんと記載されていますから、よかったらホームページをご覧になってください」

と、ひと言申し上げてから、

「その方の状態によって、施術内容も異なり、いくらかかってくるか違ってきます。ですから、私どもも、今この場で安易にお伝えすることができません。しかし、金額のことも含めて専門の者からきちんと情報提供させていただくこともできます。よろしかったら○○様、実際インプラントをされたらどれくらい費用がかかるのかということも含めて、カウンセリングをお受けになってみてはいかがでしょうか。その上でやる、やらないなどご判断をされればいいかと思います」

といって、カウンセリングの予約をとるというのがベストな答え方となります。

5 電話で自費診療のキャンセルをしてきたときの対応

自費治療のお申し込みを多くいただくようになると、次のような問題が出てきます。

たとえば、受付スタッフに対して、患者様が電話をしてきて、こんなふうにおっしゃるそうです。

「あれからいろいろ考えたんですが、今回はやめておこうかと思うんです……」

「昨日、○○を申し込んだんですけど、やっぱりキャンセルしたいんですが……」

このようなことのないように、行き届いたカウンセリングをするのですが、それでもゼロではないことを考え、準備をしておく必要があります。

では、この時に受付としては、どのように受け止めて、どのように対応したらいいか、おわかりになりますか。

まず知っておくべきことは、こうした電話が受付にかかってくるということは、キャンセルを決意しているというよりも、キャンセルをしようかどうか、迷っている状態であるということです。

これは100%決意しているというよりも、80%決めているけど20%迷っているとか、50%決めているけど50%迷っているとか、迷っている状態であるということを知っておいてください。

なぜならば、キャンセルを決意した人とは、どんな行動に出るかを考えればわかることです。

キャンセルを決意した人とは、私たちとコミュニケーションを避けようとします。

キャンセルを決意した人は、電話をかけてきません。コミュニケーションを避けます。直接のコミュニケーションを避けるためには、どんな手法に出るかというと、ひとつはハガキや手紙などで断ってきます。ハガキは対話形式ではありませんから、ハガキを受け取ると、こちらは反応できません。つまり、こちらが反応できないような手段をとってくるのです。

もうひとつ、私たちとコミュニケーションをせず、キャンセルする手法があります。それは、消費者センターのような公のところに行くということがあります。

これがキャンセルを決意した人の反応なんです。

ですから、歯科医院に電話してくるということは、キャンセルをへたすると十中八九決めているかもしれないが、まだ10%か20%は迷っている、つまりコミュニケーションする余地がある患者様であるということに気づくべきです。

「キャンセルしたいのですが……」

という電話があったら、あっさり、

「そうですか、わかりました」

という対応をするのではなく、その方のキャンセルを、できたらその方のためにも食い止めることはできないものだろうか、という視点で受け止めていただきたいのです。

では、この受付の方がキャンセルの電話を受けた場合の落としどころは、最終的にどこにすべきでしょうか。

その落としどころは、もう一度来院していただくことです。

なぜかというと、来院していただくことによって、キャンセルがとまるかもしれませんし、たとえキャンセルになったとしても、他の治療を継続していただくことができるからです。

ですから、この電話の最終的な落としどころとしては、来院していただくためのアポをとるという形で、最終的にはおさめていくことです。

目的はもう一度きていただくということです。そういった視点で、どのようなコミュニケーションをしたらいいのかを、次項で考えていくことにしましょう。

6 キャンセル対応にはまずその事情をお聞きする

「キャンセルしたいのですが……」とおっしゃった患者様に対して、「それはできません」というわけにもいきません。

まずいうべきこと、それは「はい、もちろんです。キャンセルは可能でございます」とはっきりいってください。

なぜならば、実際にキャンセルは可能ですから、可能なことを可能ということは間違いではありません。そして、もうひとつの理由は「キャンセルは可能でございます」というと、患者様は安心して聞く耳をもってくださるからなのです。

まずキャンセルができるということを伝えて、安心していただく必要があるのです。安心した人は、今度は私たちの話に聞く耳を持つということです。

ここでコミュニケーションが発生します。

「キャンセルは可能でございます。しかし、昨日お話をうかがったわけですが、私どもにもやはり不行届きな部分、そして説明不足な部分があったのではないかと思います。もしよろしければ、どういったことでキャンセルなさるのか、ご事情をお話いただけますでしょうか」

ということで、キャンセルの事情や理由など、患者様の口からお話をしていただいてください。

なにか伝えたいことがあるはずです。そして、患者様は自分の頭の中でいろいろ迷っていることを聞いてもらうだけで、だいぶ心の中がすっきりしますし、頭の整理がついてきます。また、自分の話をきちんと聞いてくれる歯科医院の受付スタッフのことを、少し好きになるということがあるのです。

ですから、「どういったご事情がおありでしたか?」ということを、ぜひお聞きするようにしましょう。

その場合「家族が反対」とか「お金がない」……そういった話が出てくるかと思います。それもメモしながら、

「そうでいらっしゃいましたか、それはおつらいですね」

「そんなことがあったんですね」

とていねいにあいづちを打ちながら、患者様の話をきちんと聞くようにします。

7 患者様の話を聞いた上でアポをとる

患者様の話をよくお聞きした上で、こちらが話す順番となります。

「そういった状態をきちんと理解せずに、私どものほうも治療をおすすめしてしまったということで、大変申し訳なく思っております。治療の選択肢は、これだけではございませんで、何種類か治療の選択肢はございます。改めて、○○さんがご無理のない範囲で治療のご提案をさせていただきたいと思っております。

なにしろ、私どもでは、○○さんのお口の中の健康を通して、全身の健康づくりのお手伝いができればというふうに考えておりますので、別の形での治療のご提案、また○○さんに他にもっといい方法がないか、という形でご相談にのらせていただければ、と思っております。前回お預かりした申込書をお返しするだけでなく、実際に治療を改めたご提案をしたいと考えておりますので、ご足労いただいて、大変恐縮ですがもう一度お越しになっていただけませんでしょうか」

そして、この上でアポをとるということです。

「はい、私、受付の○○と申しますが、担当の先生には、私からきちんとお伝えしておきます。もう一度〇〇先生からも、改めて治療の選択肢をご紹介したいというふうに考えております」

こういう形でアポをとってみてください。

その際も、「〇日でしたら、今のところまだご予約をおとりすることができるのですが、〇〇様、お越しになれそうですか」と一歩詰めてください。

最終的には、きてもらうことができさえすれば、このキャンセルはすべてではないですが、半分くらいはストップできます。先生の顔を見て、先生から直接話を聞いて、やはりこの先生に頼みたいと思ってもらうことです。ですから、患者さんにきてもらえさえすれば、100％ではないですが、キャンセルはとまります。

「きてもらう」というところに落としどころをもっていってください。

そして、自分がキャンセルをするという、歯科医院に対してネガティブな情報発信をしているにもかかわらず、自分が大切に扱われたということに対して、患者様は感謝を感じるはずです。

このキャンセルを申し出てきた人に対する対応は、私が英語教育の営業を実際やっていたときの方法ですが、この方法でキャンセルの50％はとまっています。ぜひ実践してみてください。

8 ハガキや手紙できたキャンセルは……

１００％キャンセルを決意している患者様が、どのような態度に出るかというと、前述しましたが、コミュニケーションを拒むという形をとります。例をあげてみましょう。

これは、私のアシスタントで、元証券会社勤務のものがいっていた話です。

けっこう大きな案件で、こちらも大いに期待していて、２週間ごとに電話を入れていたとのこと。期待して待っていたわけですが、その案件は結局成立しなかったのです。

お客様はどうやって断ってこられたかというと、手紙を書いて断ってきたといっていました。娘の友達が証券会社に入って、そこに頼まなければいけないからというような、あいまいな理由が書かれていたといいます。

つまり、１００％キャンセルを覚悟・決意している人は、コミュニケーションが発生しないような手段に出るということです。これがハガキや手紙という形とります。ハガキや手紙の場合は、決意ということです。

以前、私の母も歯科治療の説明をきわめて簡単に受けて１２０万円の見積もりが出てきたことがあり、これはちょっとお願いできないと思い、手紙でキャンセルしたそうです。

9 クレームによるキャンセルをとめた例

では、キャンセルがとまった例もお話したいと思います。

これは、私の経験したことなのですが、私の部下がある奥様に対して、上質な100万円の英語教育を提案いたしました。その奥様は、子供のために本当に心の底からほしがってくださいました。そして、100万円の英語教育を、その場で即決という形でお申し込みをされたわけです。きちんと契約書も交わし、捺印もいただいてお申し込みをされたのです。

ところが、その日の夜、ご主人が帰ってこられて、奥様が勝手に100万円の英語教育を申し込んだということで、烈火のごとく怒られたのです。

「こんな金額のするものを、主人の私に許可なく申し込みをさせるなんて、どういう会社なんだ。おかしい」

ということで、ご主人が大変お怒りになったわけです。

このご主人がどういった手段に出たかといいますと、かなり強い手段です。なんと警察に話をもっていかれたのです。110番です。110番された警察も困ります。警察のほうから、私たちの会社に「こんな通報がありました」といってこられて、一応これはクレームという形で対応するということになったのです。

そして、担当営業と私と、それから本社の責任者と、3人で夜に菓子折りをもってお客様のところにお詫びにいきました。お客様のお怒りの言葉を聞き、深々と頭を下げ、最後に私のほうから申し上げたんです。

「100万円の英語教育を、奥様がその場で申し込まれたということ自体、異常な事態だというふうに感じてお怒りになっておられるかと思います。そのお気持ちは大変よくわかります。しかし、奥様もお子様のためによほどほしい、よほど勉強してみたいと思われたので、申し込みをされたことには違いはないかと思います。奥様がその場で決断して、どうしてもほしいというふうに思われた教材とは、どのようなものなのか、私どもに、ぜひ説明をするチャンスをくださいませんか」

というふうに、そのご主人に申し上げましたら、ご主人は「一応どんなものを申し込んだのか、聞いてみましょう」と、怒っている状態のまま、お話を聞かれました。

私の部下が、一生懸命英語教育について説明をしました。当然、その場で申し込みをいただくことはできませんでした。

しかし、「こういったものを奥様が、ほんとうにほしいというふうにお考えになって、その場で申し込みをされた、この事実を私どもはほんとうに深く受け止めております。今回はお申し込みいただけませんけれども、なんらかの接点があって、お子様の成長、それからお子様の教育に、私どもがお手伝いできる日がくることを、心からお祈りしております。今回は大変申し訳ございませんでした。また、なんらかの接点がどうかありますように、お祈りしております」

といって、そのご家庭をあとしました。

翌日、私の部下が「このお客様をどうしましょうか」と聞いてきたんです。

「これで終わりにしますか。それとも、なにか手段を講じますか」と部下が質問してきました。

それに対して、私はこういいました。

「要は、クレームをいってくるということは、ある意味、相当エネルギーの高いお客様です。そして、ご主人も私たちの話をきちんと聞いてくださった。ですから、もう一歩、私たちも踏み込んでみましょう。私たちからは手紙を書いて、速達でお送りするというのがよいでしょう」

そして、部下は、お子様の人生に対して私どもの英語教育がどのようにお役に立てるのかということも含めて、手紙を書きました。もちろん、お詫びプラスぜひやっていただきたいということを含めて書いたのです。

速達で送りましたから、クレームがあった日の2日後には、相手の方にこの手紙が届いていたのです。

結果として、どうなったかということです。

烈火のように怒っておられたご主人も、私どもがすぐきたこと、話を聞けば悪いものではないということがわかったこと、私たちもお詫びをした上、やはりぜひやっていただきたいという、私たちの情熱的な態度に心が動き、そこまでいうんだったら、そんなにほしいんだったら、自分がお金を出すからやってみたらと、奥様にいったのです。

そして「先方が、それほどまでに私たちの子供の教育にいい影響があると言い切れるのだったら、やる価値があるのかもしれないね」といって、一括でお金を出してくださったという結末になったのです。

この事例は、私がマネジャーとして、英語教育の営業に取り組んでいたときの体験談ですが、これを歯科に当てはめてみるとどうなるでしょうか。

受付にキャンセルの電話がかかってくるということ自体、まだなんらかのコミュニケーションを求めていると考えてください。そして、その患者様の悩みを聞き、その治療が患者様にどのようにお役に立てるのかということを申し上げ、接点を持ち続けること、つまりもう一度来院していただけるということができれば、キャンセルは少なくとも半分はとまります。

実際には、来院いただけないということも多いかと思いますが、そういった場合には先ほどの私の体験談を参考にしていただいて、たとえば歯科医院でいえば、事務長のような人が、「今回、その日にお申し込みをいただいたのに、その日にキャンセルをさせてしまった」ということのお詫びに、菓子折りなどを持って夜にでもおうかがいさせていただくということも、場合によってはＯＫだということです。

新幹線に乗ってお詫びに行くような患者様ではなく、地域の方々が通ってくださっているというケースがほとんどだと思います。一度申し込んだ患者様に対して、簡単にキャンセルを受け入れるのではなく、お詫びを含めてでも、その方の人生にどんないい影響があるか、もう一度伝えさせていただくチャンスを持つという方向性で、ぜひ動いてみてください。

ひと悶着あった患者様ほど、それを解決すれば、深い関係を築けるということも、実際にはよくあることです。ひと悶着あったからこそ、その治療に対する理解ができ、愛着が生じたりします。何かを乗り越えたりしたからこそ、お互いの信頼関係が強くなる、と考えてください。

付け足しますと、先ほどの怒って警察にいってこられて、最終的にお申し込みになったお客様は、その後、素晴らしいお客様として、私たちにたくさんの貢献・お手伝いしてくださいました。

自分の子供が、どのように英語を話せるようになったのか、それを写真と一緒に、たくさんの手紙をくださいました。また、「こんなに子供の英語が上達した」ということを、ビデオで撮影して、私どもに送ってくださったりしました。社内では、表彰のようなことをして差し上げるほどの、スーパースター的なお客様になっていただいた、という後日談もございます。

簡単にキャンセルを受け入れるのではなく、もう一歩踏み込んで、患者様の事情をお聞きする、患者様の迷いをしっかりお聞きすることで、もう一度来院していただくように努力すれば、必ず道は開けます。

10 「褒める」ことの価値を再認識しよう

患者様に好かれるコミュニケーションという意味で、初診の方、通い続けてくださっている方に、ぜひこういうコミュニケーションをしてほしいというものがあります。

それは何かといいますと、「褒める」ということです。

ちょっと私の体験談をお話させてください。

歯のホワイトニングで、ある歯科医院に行きました。

私がチェアに座ったところ、歯科衛生士の方が褒めてくださったんです。

「吉野様、すてきな指輪ですね」

その歯科衛生士さんは、褒めただけではなく、その次の質問をしてこられたんです。

「それは、どちらでお求めになられたのですか。海外かどちらかですか」

と、褒めたあと、質問してこられたのです。

実はこの指輪、私にとって思い出の品だったんです。金やダイヤモンドの世界的な産地を訪れたときに購入した、私のとびきりお気に入りの指輪です。

質問してもらえたので、私はうれしくて自慢話をしちゃいました。

〔患者様がファンになる！　通い続けてくれる！
好かれるコミュニケーション〕

患者様に会ってからの話し方・提案のしかた
初診患者様に好かれる
出会いの会話術・コミュニケーションとは……

まず**褒める**！
そして**質問する**

「これは、普段、あまり訪れるチャンスのない、南アフリカに行ったときに購入した指輪で、石がたくさんついているけど、リーズナブルな価格で買えたのよ」

私は、私がとても気に入っているものの価値を認め、褒めて、話題にしてくれたその歯科衛生士さんのことを大好きになりました。

まず、みなさん第一歩として、人を褒めるということをしてみてください。

たとえば「素敵なメガネですね」でもいいです。「すてきなコートですね」「すてきな傘ですね」でもいいです。

外見を褒めるのはとても大切です。女性の患者様でしたら「髪型、素敵ですね」でもいいです。

「どちらの美容院でカットされたんですか。この近所ですか」

こういった会話でもいいです。

褒めるだけに留まらず、質問することによって、会話になるということがおわかりいただけますか。褒めただけですと、「ありがとうございます」で終わるかもしれませんが、褒めるにプラスして、質問することによって会話が発展するわけです。

そして、褒めることには別のパワーがあり、自費率アップに直結しているということを知っておいていただきたいのです。何かを褒められた患者様は、その後どうなっていくかということです。

「髪型、素敵ですね。どちらでカットされたんですか」

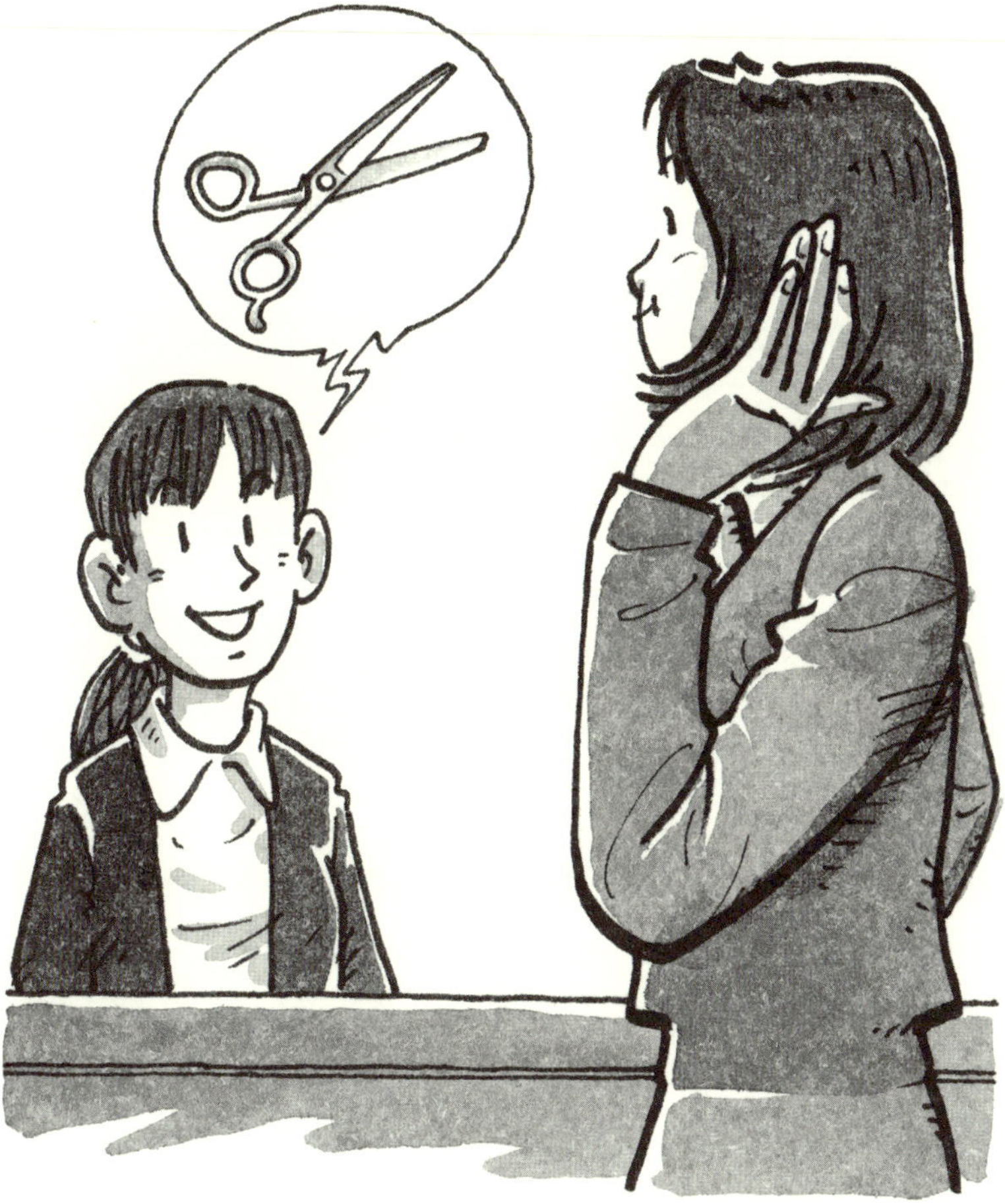

11 患者様は「褒める」ことで上質化していく

ある歯科医院の話。普通のスウェットの上下などで来院してこられた患者様がいらっしゃいました。

その患者様が、ある時、たまたまジーンズでこられたのです。スタッフがそのジーンズをはいていらっしゃったことを、即座に褒めたそうです。

「○○さん、ジーンズ、若々しくて素敵ですね。とてもよくお似合いです。新しく購入されたんですか」

そうしましたら、その患者様は「いやいや前から持っていたやつなんだけど……」といって、とても嬉しそうだったということです。

その後、その患者様はどうなったのでしょうか。

実は、毎回、服装が変わり、だんだんオシャレになっていったのです。

スウェットの上下できて、誰も何もいわなかったら「これでいいのか」ということで、低い自己イメージのまま、だらしないかっこうで歯科医院に通い続けるわけですが、なにかひとつ褒められた人は、褒められたということで、認められたという気持ちになり、自己イメージが少し上がるのです。

つまり、褒められたことによって、歯科医院のスタッフが私の価値を認めてくれた、私は評価されるべき人間なんだと、自己イメージが上がるのです。

それだけではありません。その次には、上がった自己イメージにあった服装をしてこられるようになります。

また、服装・髪型・外見・メガネ・カバン・靴などを褒めると、褒められたことによって、さらに患者様の自己イメージが上がります。毎回、なんらかの形で褒めて差し上げるとどうなると思います。その方は、どんどん素敵におしゃれをして歯科医院に通ってくるようになります。

ちなみに、私は指輪を褒められました。どうなったかといいますと、指輪を褒められたのですが、それ以来、その歯科医院にノーメイクで行くということはしませんでした。その歯科医院に行くときには、きれいな指輪をして、だらしない服装はしません。ちょっとおしゃれをして、そしてきちっとお化粧をして、私はその歯科医院に行くようになったのです。

褒め言葉は人を成長させるということです。

何を成長させるかというと、人間の自己イメージを成長させるのです。人間は自分の自己イメージにあった服装・態度をとります。「どうせ私なんか」と思っている人は、スウェットの上下でくるかもしれない、つっかけでくるかもしれない、髪はボサボサかもしれません。

「どうせ私なんか」と思っていた患者様であったとしても、歯科医院のスタッフから褒められることによって、私は褒められる価値がある人間なんだという、自己イメージが階段を一歩一歩上がるように、上がっていくということです。

そして、これは自費率アップに直結しているのです。

ここが大事なことです。

人は最終的にどういう決断をするかというと、自分の自己イメージにあった決断をするのです。自分がオシャレをして素敵になって、そしてかっこいい自分で歯科医院に行って、褒められるのがほんとうに楽しみになります。

そうしますと、その歯科医院が、保険治療と自費治療の両方を提案してきたときに、どうなるでしょうか。

ここで、いいかっこしたい自分が出てくるわけです。

褒められて高い自己イメージになった自分が、提案されたどちらの治療を選択したらいいのか、どちらの治療を選択することが求められているのかを考えますから、当然、「せっかくだったら自費治療を選ぼう」と、自分の上がった自己イメージにあった決断をするのです。

ですから、褒めてあげた患者様は、自己のイメージのアップとともに、自費治療を申し込む確率が上がってくるのです。

逆に、スウェットの上下に、つっかけ、髪の毛ボサボサできている患者様は、そのままにしておくと、その服装イコールその人の自己イメージ、どうでもいい姿そのまま、「私なんかどうでもいい」という自己イメージですから、当たり前のように保険治療を、最終的には選択することになってしまいます。

スタッフの働きというのは、こういうところにも出てくるのです。

患者様のことを褒めて、患者様の自己イメージを高めてあげるお手伝いをするという目線をぜひ持ってみてください。これは、先生や他のスタッフも同様です。

人は、自分の自己イメージにあった決断をするということを、しっかり頭に入れておいてください。

12 患者様の自己イメージが上がるとクレームも減少する

患者様の自己イメージを上げることによって、クレームからも回避されるというデータもあります。褒めることによって、クレーム処理ができた、クレームがこなくなったという報告を、多くの歯科医院からもいただいています。

私は、この「褒める」ということを、ある歯科医院の院長先生にお伝えしたところ、

「褒めることって大切だね。吉野さん、やってみるよ」

といわれました。あるお母さんがクレームをいってきて、どう対応したらいいのか悩んでいたからです。

お子さんがその歯科医院に通っていたのに、学校の歯科検診でむし歯が見つかったという理由で、院長にクレームをいってこられたのです。

「先生、子供の定期健診、きちっと3ヵ月おきにきているのに、学校のむし歯検査でむし歯が見つかるとは、どういうことなんですか」

実際には、そのむし歯が見つかったというのは、歯に色がついた程度で、むし歯ではなかったそうです。

このことをお母さんにお伝えし、そして院長は、私の「褒める」ということを思い出して、こういったそうです。

「お母さん、お子さんのことをほんとうに真剣に考えてあげておられるのですね。小さいこともよく気がつく、ほんとうに素晴らしいお母さんですね。お母さん、尊敬申し上げます」

そのお母さんは、先生から尊敬されるような、お子さん思いの素晴らしいお母さんだと褒められて、自己イメージが上がったのでしょう。上がった自己イメージで、院長先生に文句をいったり、クレームをいったりしなくなりました。

「ほんとうに、私も子供の歯を大切にしたいと思って、先生のところに通わせているんですよ。先生、これからも気がついたら、何でもいってくださいね。先生のところにこれからも通わせます。よろしくお願いします」

という円満な形で収まったそうです。

私もこの話を聞いてびっくりしました。

お母さんの母性を褒めることで、お母さんの自己イメージを高めたのです。素晴らしいお母さんだったら、どういう対応をするかを考え、素晴らしいお母さんという自己イメージに見合った対応を先生にしてこられたわけです。

ぜひ、「褒める」ことで、患者様の自己イメージを上げていってください。

13 患者様の褒めるところはたくさんある！

「患者様を褒めることはたしかに大事なことだとは思いますが、実際には褒めるところなんて、そう簡単に見つかりません」

といった質問も、スタッフのみなさんから寄せられてきます。

とくに、男性の外見を褒めるのは、難しいという声が多いようです。

そこで、どうやって男性を褒めるかということをお教しましょう。

歯科医院には、高年齢の患者様もけっこういらっしゃいます。55歳以上の方が患者様の大半を占めている歯科医院もあります。55歳以上の方は、どのように褒められたら嬉しいと思いますか。

55歳以上の方は、自分が役に立っていることを実感したいという気持ちがあります。ですから、みんなが自分のことを頼ってくれて、自分には力がある、自分のことをみんなが尊敬している、ということを実感できると嬉しいのです。

こんな言い方をしてみてはどうでしょうか。

ここでは、55歳から80歳くらいの男性を想定してお話ししていきましょう。

「ご家族のみなさん、○○さんのことを頼りにされているんじゃないですか」

「○○さんって、すごく頼りがいがある方って感じがします。私も○○さんがいらっしゃるたびに、相談事などしたくなっちゃいます」

歯科衛生士の方が、このようにその患者様に話しかけたら、その患者様はどう思われるでしょうか。

私は頼られている、私は人から相談を受けるような立場の人間なんだと思い、患者様の自己イメージが上がります。その患者様が頼りがいのある人物であるというイメージで褒めるのです。

こんな言い方もあります。

「○○さんって、以前スポーツをされていたんですか。ほんとうに体格がよくて頼もしいなって思います。ご家族からも、そんなふうにいわれませんか」

さらに、こんな言い方もあります。

「○○さんって、堂々とされていて、ほんとうに頼もしいです。会社の社長さんかなんかされているんですか」

もちろん、保険証を見ればわかるのですが、

「会社の社長さんなんかをされているような感じがします」とか
「以前は、学校の先生をされておられたのですか」

などといってもいいです。

ちょっとした言葉で、その人の自己イメージが上がるのです。「あなたは価値のある人なんですよ」ということを、いろいろなメッセージで、患者様に対して発信していくことが大事です。

この「褒める」ということも、勤務医の先生やスタッフを含めて、医院全体みんなで実践していきたいことのひとつです。


私が「褒める」ことの大切さを話したら、ある歯科医院の院長先生が、こんな体験談を話してくださいました。

「僕も褒めてもらうことが嬉しくって、医院に通ったことがある」

「先生がどんな体験をされたんですか」

と聞きましたら、ある病院に行ったところ、先生が「かっこいい服だね」とか「かっこいいバックだね」などといって褒めてくれたんです。その1回褒められたことが嬉しくて、次からかっこいいズボンをはいて、かっこいいバックを持って、きちっと髪を整えて行くようになったというのです。

1回褒められただけで、次からかっこよくしていくようになったわけです。かっこよくしていけば褒めてもらえるから、それがとても嬉しくて、いつもその医院にはかっこよくしていって、いつも褒めてもらえて、とても楽しく通えた思い出があると、歯科医院の院長先生がおっしゃるのです。

先生にとっては、40年くらい前の体験だったんでしょうが、40年前に褒められて嬉しくて、だんだん自分も上質な対応をしていくようになったことを、今でも鮮明に覚えているのですから、驚きです。

患者様のデンタルＩＱを伸ばすのには、情報発信という手段もありますが、自己イメージをあげて差し上げるという手段もあることを知っておいてください。

14 自費患者様を満足させる言葉づかい

まず自費診療は、保険診療の延長線上ではない、まったくの別物です。

この考え方をしっかり持ってください。

保険診療は、必要最低限のものを、その方が生活に困らないものをまず提供しようという社会福祉の考え方にもとづいています。つまり、最低限度のものを幅広く提供するというのが、保険診療の考え方なのです。

それに対して自費診療は、命には別状はないけれども、これがあれば豊かになるというような、その人の人生を豊かな方向に導く上質な治療ということです。

最低限度なものと、人生の豊かさをもたらすものとは、まったく別のところにポジショニングしているのです。自費診療は保険診療の延長線上ではないということです。それだけに、同じ治療の提案でも、まったく別の提案のしかたをしなければなりません。

ですから、患者様を迷わせてはいけないのです。自信を持って提案していくことが必要になります。

次の5つの禁句は、患者様を迷わせ、先生やスタッフが自信がなさそうに見える話し方

〔プレゼンでの話し方　5つの禁句〕

こんな話し方をすると
印象に残らない！　伝わらない！　なめられる！

1.「～だと思います」

悪い例：「良くなると思います」「治ると思います」
良い例：「必ず良い方向にいきますよ！」

2.「～かもしれません」

悪い例：「うまくいくかもしれません」
良い例：「改善されます」

3.「～みたいです……」

悪い例：「インプラントは快適みたいです」
良い例：「インプラントはいいです！　快適です！」

4.「～っていう感じなんです」

悪い例：「滑舌よくしゃべれるって，感じなんです」
良い例：「今より滑舌よくしゃべれます」

5.「～なんですけれども……」

悪い例：「状況が改善されると思うんですけど……」
良い例：「改善されます！」

という点から、ＮＧです。

①「〜だと思います」

思うのは勝手です。

「良くなると思います」

「治ると思います」

このような言い方をすると、先生の技術に対して、不信感がつのります。

良くなるかもしれないというのは、ダメかもしれないと思ってしまうわけです。

ですから、この場合はこういった言い方をしましょう。

「必ず良い方向にいきます」

良い方向にいくといっていただければ、患者様は安心します。言い方ひとつで患者様の決断も変わってきます。

②「〜かもしれません」

この言い方も絶対やめてください。

「うまくいくかもしれません」ということは、「うまくいかないかもしれません」ということですから、この場合は「改善されます」といってください。

あいまいなものに関しては、改善という言い方をすべきです。「改善されるかもしれません」ではなく、「改善されます」とお伝えしましょう。

③「～みたいです」

たとえば「インプラントは快適みたいです」といいますと、非常に責任逃れの印象を与えます。ですからNGです。

「インプラントはいいです」「快適です」――このようにお伝えしましょう。

④「～って感じなんです」

これは幼稚な表現で、若者言葉です。

「滑舌よくしゃべれるって、感じなんです」ではなく、「今より滑舌よくしゃべれます！」とはっきりいいましょう。

⑤「～なんですけれども……」

「けれども何なんですか」といいたくなります。

語尾まではっきり言い切らないから、この言い方はよくないのです。

「状況が改善されると思うんですけれども……」という言い方ではなく、「改善されます」ときちんとお伝えするようにしましょう。

《付》

これだけは知っておきたい スタッフのマナー・言葉づかい

【信頼関係を築くマナーの基本】

・30秒で決める第一印象
→頼りなく見られない

・立ち居振る舞い
→あいさつ，お辞儀，笑顔

・敬語の基本
→信頼される言葉づかい

・気配り
→優しさの表現，ねぎらいの言葉

【メラビアンの法則】

話の内容	7%
話し方	38%
見た目	55%

“メラビアンの法則”とは，社会心理学者・メラビアンが人に話を聞いてもらったときに，何がどれだけ印象に残るかを調査したもの。その結果は話の内容よりも，圧倒的に話の内容以外のもの，話し方や見た目が93%も占めていることがわかりました。

コミュニケーションにおいて，いかに話し方・姿勢・礼儀・立ち居振る舞いなどが大事かわかります。

【信頼を得，人間関係を築く，言葉づかい】

“若者言葉”は頼りなく見られる！

＜ＮＧ例＞		＜正しい例＞
・僕的には……	→	・私は
・○っていうかぁ～	→	・○は
・すげぇ～○○だ！	→	・たいへん○○です
・○とか	→	・○は
・～でよろしかったでしょうか？	→	・～でよろしいですか？
・～なんですけれどもぉ……	→	・～です
・○○社長のほうは	→	・○○社長は

【社会人としての基本用語】

・自分自身，あたし，ぼく，俺はＮＧ→わたくし

・患者様　→○○様
（名前がわからなければ，こちら様，どちら様）

・自分の医院　→当院，わたくしども

【ビジネス用語の復習】

＜ＮＧ例＞		＜正しい例＞
・わかりました	→	・かしこまりました
・わかりません	→	・わかりかねます
・（謝罪の言葉）すいません	→	・申し訳ございません
・（患者様に対し）誰ですか？	→	・どなた様でしょうか？
・何の用ですか？	→	・どういったご用件でしょうか？
・誰を呼んだらいいんですか？	→	・どのものをお呼びいたしましょうか？
・ちょっと待ってください	→	・少しお待ちください
・すぐきます	→	・間もなくまいります
・席にいません	→	・ただいま席をはずしております
・どっちにしますか？	→	・どちらがよろしいですか？
・今，行きます	→	・ただいまうかがいます
・またきてください	→	・またお越しくださいませ
・お待ちどおさまでした	→	・お待たせいたしました

【お客様に気配りした話し方】

配慮をしめす言葉　＋　依頼形
好感度高くお願いする
（例：恐れ入りますが，こちらでお待ちいただけますか）

命令形はＮＧ
（例：今手が離せないので，こちらで待ってください）

【配慮をしめす言葉】

- 恐れ入りますが……
- 失礼ですが……
- 申し訳ございませんが……
- あいにくでございますが……
- お差しつかえなければ……
- お手数をおかけいたしますが……
- 勝手を申し上げて恐縮ですが……

【申込み・入金関係の言葉】

【悪い例】

・もうお金払いましたか？

　　→お支払いはお済みでしょうか？

・お金を払ってください

　　→○円お預かりさせていただきます

・いつ振り込みますか？

　　→いつごろお振込みのご予定でしょうか？

【その他の表現】

・印鑑　→認印，銀行印

・ここにハンコ押してください

　　→こちらにご捺印をお願いします

・契約書　→お申込書

【身だしなみ】

・男性：・ひげはそる，鼻毛は出てないか
　　　　・口臭に気をつける

・女性：・ノーメイクはＮＧ
　　　　・派手すぎる，もしくは，不健康な化粧はＮＧ
　　　　・口臭に気をつける

・爪について
　　　　・マニュキアは控えめに
　　　　・長爪，爪垢に注意する

・イヤリング，ピアスは？
　　　　・揺れない，肌に密着する小ぶりのものであればOK

・コロン・香水は？
　　　　・人に近づく仕事のため，つけてはいけない（なぜなら，人は，違う種類の匂いに接すると動物的感覚により，よそ者と感じ，排除したい気持ちになるから）

【頭　　髪】

男性：・カラーリング（色５番まで）
・長すぎない，フケ，寝ぐせはＮＧ
・長すぎるもみあげはＮＧ
・ワックスをつけて派手にたたせるのはＮＧ

女性：・カラーリング（色６番まで）
・髪の色が明るすぎると，知性がなさそうに見える
・髪型は，お辞儀をした後，かきあげなくてよい長さの前髪

【笑顔・表情】

～基本～

相手の目を見て，笑顔で答える

（対患者様，院内外を問わず）

・笑顔が与えるもの→安心感，好感，全体のムードがよくなる
・25歳をすぎると，口角が下がってくる→そのままでは不機嫌そうに見える，意識して少しあげているくらいでちょうどいい
・電話の声，院内のやりとりも，笑顔を声に乗せる

【お 辞 儀】

感謝の気持ちをお辞儀にこめる
歩きながらではなく，立ち止まって
足をそろえてお辞儀すること

・会　釈……軽いお辞儀（15度くらい）
人とすれ違うとき，入室のときにする
「おはようございます」
「こんにちは」

・敬　礼……ていねいなお辞儀（30度くらい）
お礼をいうとき，お願いするとき
「ありがとうございます」
「よろしくお願いいたします」

・最敬礼……もっともていねいなお辞儀
お詫びするとき
「大変申し訳ございませんでした」

【お辞儀をするときの注意点】

語先後礼

まずは言葉を先に，そしてお辞儀をする

いっしょにやってみましょう

「ありがとうございます」

すみやかに下げて，ゆっくり上げる
背中を丸めず上体を倒す，両足をそろえる

・男性……背筋をしっかり伸ばす
　　　　　ズボンの縫い目に中指を合わせる
・女性……親指の付け根と付け根を合わせて
　　　　　前で組む

●おわりに「組織は99%トップで決まる」

なんだかんだいっても、院長先生にとっては「スタッフは自らを映し出す鏡である」ということです。

訪問コンサルティングというかたちで、日本全国の多くの歯科医院さんに出向き感じることは、スタッフのあり方は、トップである院長の考え方やあり方を象徴している、ということなのです。

これは、院長先生にとって、耳が痛いことでもありますが、事実です。

院長が堂々として自信にあふれ、温かい笑顔で患者様に接している歯科医院では、当然ながら、スタッフもそのように振る舞っていることがほとんどです。

間違いなくいえることは、院長が笑顔の歯科医院はスタッフも笑顔、院長が笑っていないところはスタッフも笑っていません。

院長が陰気な顔をして、イライラした態度の歯科医院では、スタッフも同様です。これは、歯科医院だけではなく、企業においてもそうなのですが、トップである社長がお客様を大事にする考え方を貫いていれば、どういうわけか自然と社員も、お客様を大切にしています。

逆に、すでに倒産したある企業の例になりますが、社長がお客様を軽視する傾向にあった会社の社員は、自ずとお客様を馬鹿にした態度をとっていました。

スタッフに「どのようであってほしいのか？」ということを、先生は自ら体現していかなければいけない存在である、ということです。

スタッフは実によく見ています。

先生の態度を見て、「なんだ、あんなんでいいのか〜」と思うようであっては、患者様にきちんとした対応をするわけがありません。

「先生があそこまでされているんだから、私も……」と思うお手本を、先生自らが演じていかれてこそ、一体感のある上質な対応ができるのではないでしょうか。

時々、「その本を読みさえすれば、スタッフがきちんとした患者様対応ができるものはないものか？」――こういったリクエストを、院長先生からいただきます。

「これ、読んどいて！」といってポンと本を渡すと、それを読んだスタッフが、翌日から本のとおりにきちんとできるようになる「そんな本はないかなぁ」というわけです。

または「これ、見といて！」といって、スタッフにあるＤＶＤを手渡しさえすれば、スタッフが自ずと翌日にはモチベーションアップして出勤してくる「そんなDVDがないものか?」と望んでいます。

私もできることであれば、そんな本やDVDを作ってみたいものです。

でも、残念ながら、これさえ見れば完璧にできるようになる本やDVDなど、この世には存在しないのです。

本書の使い方としては、学生の頃の「参考書」と同じと思ってください。

みんなで読み、ミーティング時に題材として取り上げ、話し合ってみる、読んだことを練習してみる、そして現場に取り入れてやってみる……といった実践的使い方をしてみてください。

私がこの本に書いた内容は、すべて自分が自社のスタッフに対して教え、実践し、たくさんのお客様から支持をいただき、売上アップにつながった、そんなスキルやノウハウをベースにしたものです。

ですから、私が指導し実践した歯科医院さんでは「すぐに数字に表れた」「自費診療が増えた」といい、確実に成果につながっていることが実証ずみです。

しかし、実践するには訓練がともない、一筋縄ではいかないことも多々あり、院長先生のスタッフを育てようという姿勢が大事になります。簡単ではないから、面白いし、やりがいがあるのです。

最後に、この話で締めくくることにします。

毎月のように、いろいろなスタッフを採用しては、一生懸命育てている私を見て、他のマネージャーがしみじみいいました。

「大変ですねぇ〜、吉野さん」

それに対して、私は、

「大変だからこそ、その分、感動があるのよ！」といっています。

多くの院長先生にも、たくさんの感動を味わっていただきたいと念願しております。

平成23年5月1日

吉野真由美

●著者のプロフィール

吉野　真由美（よしの　まゆみ）

同志社大学経済学部在学中は、応援団チアリーダー部に所属。応援団副団長を務め女性スタッフのモチベーションアップを体得。

卒業後、生命保険、コンピューターの営業を経て、1994年世界最大手の幼児向け英語教育会社に入社。約100万円の英語教材をどんどん即決販売し、3ヵ月でトップセールスとなる。97年には営業管理職に昇進。自ら培った営業のカウンセリングやセールストークを部下たちに教えたところ、ゼロから立ち上げた営業組織を、５年間で業績を20倍に（年商20億円に）拡大し、最年少で役員に昇格。日本プロスピーカー協会、認定プロスピーカー試験に過去最高得点で合格（2005年５月）。

2005年、英語教育会社を退き、企業研修と営業コンサルティングのマーケティング・サポート・コンサルティング株式会社（現・プレゼン話し方研究所㈱）を設立。代表取締役社長に就任。

「営業のカリスマ」といわれ、営業研修や講演が人気に。

「購買心理学」「売れる営業のプレゼン術　MM話法」「営業ですぐ結果が出せる話し方」「アポ取り」「クロージング話法、お客様の５大ネガ」「女性スタッフのモチベーションアップ」など、その内容は成果に直結していると満足度98.6％を獲得し、高い評価と信頼を得る。歯科界からも自費率アップができるカウンセリングの研修依頼が相次ぐ。

セミナー「歯科のためのカウンセリング話し方講座」が人気になり、「自費率が２倍になった」「前年度比120％を達成」「年商が30～40％アップ」など、全国の歯科医院の自費率アップに貢献。

主な講演先は、日本国際歯科大会（クインテッセンス出版主催）、株式会社モリタ、歯科ネットワーク会、歯科医院地域一番実践経営塾など。

2010年9月に出版した『自費率が２倍になるプレゼン話法』（クインテッセンス出版刊）はアマゾンの医学薬学部門・歯科部門で長期間１位を維持してベストセラーに。また、月刊誌『歯科衛生士』（クインテッセンス出版）2011年５月号より「後輩のモチベーションを上げる魔法のテクニック」を連載し、好評を博している。

ビジネス書でも、アマゾン総合１位のベストセラー『商品がなくても売れる魔法のセールストーク』（ダイヤモンド社）を始めとする14冊の著書を発表し、うち７冊は海外にも翻訳出版され注目を集める。

2010年（社）国際医療経営学会を設立し、代表理事に就任。患者様に上質な治療を選択していただけるようカウンセリングの質の向上に寄与する。

〒107-0061　東京都港区北青山3-6-7　青山パラシオタワー11階
TEL　03-5778-7880
http://www.jihiup.jp/

〔歯科医院経営実践マニュアル〕
受付の対応が変われば自費率は倍増する

2011年6月10日　第1版第1刷発行

著　　者　吉野《よしの》　真由美《まゆみ》

発 行 人　佐々木一高

発 行 所　クインテッセンス出版株式会社
東京都文京区本郷3丁目2番6号　〒113-0033
クイントハウスビル　電話(03)5842-2270(代　表)
(03)5842-2272(営業部)
(03)5842-2280(編集部)
web page address　http://www.quint-j.co.jp/

印刷・製本　サン美術印刷株式会社

ISBN978-4-7812-0206-8　C3047